LES

EAUX MINÉRALES

ET LES MALADIES CHRONIQUES.

OUVRAGES DU MÊME AUTEUR.

TRAITÉ PRATIQUE DES MALADIES CHRONIQUES, 1868, 2 vol. gr. in-8 de 1403 pages. (Germer Baillière et Cie.)

TRAITÉ CLINIQUE ET THÉRAPEUTIQUE DU DIABÈTE, 1869, 1 vol. in-12 de 484 pages.

TRAITÉ PRATIQUE DES MALADIES DES VIEILLARDS, 2e édition, 1873, 1 vol. in-8 de 808 pages. (Germer Baillière et Cie.)

TRAITÉ DU RAMOLLISSEMENT DU CERVEAU (couronné par l'Académie de médecine), 1843, 1 vol. in-8 de 525 pages.

DES EAUX DE VICHY CONSIDÉRÉES SOUS LES RAPPORTS CLINIQUE ET THÉRAPEUTIQUE, 1851, 1 vol. in-8 de 135 pages.

LETTRES MÉDICALES SUR VICHY, 4e édit. 1866, 1 vol. in-8 de 226 pages. Les mêmes, traduites en anglais.

TRAITÉ THÉRAPEUTIQUE DES EAUX MINÉRALES DE LA FRANCE ET DE L'ÉTRANGER, et de leur emploi dans les maladies chroniques, 1885, 3e édition, 1 vol. in-8 de 738 pages. (Germer Baillière et Cie.)

DICTIONNAIRE GÉNÉRAL DES EAUX MINÉRALES ET DE L'HYDROLOGIE MÉDICALE (en collaboration avec MM. Le Bret, Lefort et Jules-François), 1860, 1 vol. in-8 de 1664 pages, couronné par l'Académie de médecine.

DES CONDITIONS SANITAIRES DES PORTS OUVERTS EN CHINE, rapport adressé à M. le Ministre de l'Agriculture et du Commerce, *in* Comptes rendus des travaux du Comité consultatif d'hygiène publique, t. VIII, 1877.

Coulommiers. — Imp. P. BRODARD et GALLOIS.

LES

EAUX MINÉRALES

ET LES MALADIES CHRONIQUES

LEÇONS PROFESSÉES A L'ÉCOLE PRATIQUE

PAR

M. le Dr DURAND-FARDEL

Membre associé de l'Académie de médecine,
médecin inspecteur des sources d'Hauterive, à Vichy,
président honoraire de la Société d'hydrologie médicale de Paris.

DEUXIÈME ÉDITION
revue et augmentée

PARIS
ANCIENNE LIBRAIRIE GERMER BAILLIÈRE ET Cie
FÉLIX ALCAN, ÉDITEUR
108, BOULEVARD SAINT-GERMAIN, 108

1885

PRÉFACE

Avril 1885.

Ce livre est la reproduction textuelle, sauf quelques développements que permettait un espace plus libre, de mon cours de l'École pratique. J'y ai concentré, sous une forme aussi concise que possible, ce que ne peuvent se dispenser de savoir les élèves jaloux de compléter leurs études, et les médecins appelés à prescrire les eaux minérales.

Les élèves et les médecins se plaignent de ne pas avoir où apprendre les eaux minérales et la manière de s'en servir. J'ai eu l'ambition de vulgariser ces études dont on comprend tous les jours davantage l'importance des applications. Mais un enseignement oral ne s'adresse forcément qu'à un nombre limité d'auditeurs : j'ai pensé qu'il serait utile de répandre cet enseignement sous une forme qui le mît à la portée de tous.

La brièveté était une condition indispensable d'une

telle entreprise. J'ai dû éloigner les analyses chimiques et les développements topographiques et pathologiques que renferme mon *Traité thérapeutique des eaux minérales*, et m'en tenir aux données d'application exclusivement pratiques qui se rattachent à la *classification* et à la *spécialisation* des eaux minérales.

Tels sont en effet les deux termes qui en résument la *matière médicale* et la *thérapeutique*. Il suffit d'en connaître à fond la classification et la spécialisation, étroitement unies l'une à l'autre, pour être à même d'appliquer les eaux minérales avec connaissance de cause et avec sûreté.

J'espère, grâce à la méthode rigoureuse à laquelle je me suis astreint, avoir réussi à réunir toutes les notions qui permettront d'atteindre ce résultat.

J'ajouterais que ce livre est un véritable *guide* des médecins dans l'application des eaux minérales au traitement des maladies chroniques, si une pareille dénomination n'avait été un peu compromise par l'usage qu'on en a fait.

Il n'a été fait à cette deuxième édition d'autres changements que ceux indiqués par des observations nouvelles, chimiques ou cliniques. Si ce modeste livre a quelque mérite, c'est surtout à la méthode qu'il le doit : il ne m'a pas paru qu'il y eût lieu de rien changer à celle qui a été la base de mon enseignement, et, je pourrais ajouter, qui l'a seule rendu possible.

INTRODUCTION

PRÉLIMINAIRES.

Il est impossible de faire la médecine des maladies chroniques sans les eaux minérales, les bains de mer et l'hydrothérapie.

La matière médicale commune, celle que nous avons à notre disposition, nous la trouvons d'une grande richesse au sujet d'actions localisées soit à des symptômes, soit à des lésions détachées, soit même à des systèmes distincts. Mais s'il est question d'agir sur l'ensemble de l'organisme, d'instituer des médications à proprement parler générales, nous voyons soudain cette richesse disparaître et faire place, sinon à une indigence absolue, du moins à une assez grande pauvreté. Les agents dont nous pouvons disposer dans ce sens sont en petit nombre et d'une portée singulièrement restreinte : car il faut remarquer que la classe des médicaments altérants ne fournit, en dehors des applications aux maladies aiguës, que des ressources fort limitées.

Cependant les eaux minérales tiennent une place considérable dans le traitement des maladies chroniques. Il n'est guère de maladies de longue durée dans lesquelles elles ne trouvent à intervenir utilement, au moins à certaines époques de leur cours; il n'est guère d'états constitutionnels qu'elles ne puissent modifier heureusement; enfin elles peuvent être employées avec avantage dans toutes sortes d'états qui, sans appartenir à la pathologie, s'écartent à un certain point de l'état physiologique parfait.

Près d'elles on rencontrera quelquefois des actions puissantes et des ressources qu'on attendrait vainement des autres agents de la matière médicale. Le plus souvent, elles interviennent comme d'efficaces modificateurs qui viendront achever ou compléter des médications plus lentes ou tout à fait insuffisantes; enfin elles fournissent les éléments de ces actions salutaires qui appartiennent autant à l'hygiène qu'à la thérapeutique.

La théorie de ces actions diverses est encore très-imparfaite. Elle exigerait certaines notions qui nous échappent encore, relativement aux conditions effectives d'organisation des eaux minérales, comme du reste, relativement à bien d'autres sujets de la thérapeutique. Je ne me sens pas disposé à m'étendre sur ce terrain, me proposant d'assurer à ces leçons un caractère exclusivement pratique et clinique. On peut effectuer à l'aide des eaux minérales, grâce à la diversité de leur constitution, et en mettant en œuvre leurs thermalités les plus variées et des formes d'applications multipliées, des actions substitutives, reconstituantes, altérantes, sédatives et résolutives.

Mais ce qui distingue la modalité thérapeutique des eaux minérales, et ce qui permet d'en obtenir des résultats qui n'appartiennent qu'à elles, c'est qu'elles représentent par excellence des médications générales, lesquelles exercent une action très-étendue sur l'organisme, sur l'ensemble des appareils sécréteurs, sur la circulation capillaire et sur les phénomènes intimes de la nutrition : je fais allusion bien entendu à ce que l'on peut emprunter à la médication considérée dans son ensemble, sans tenir compte des spécialités d'actions propres aux unes ou aux autres. Aussi obtient-on des eaux minérales dans beaucoup de circonstances, avec une extrême facilité, des effets considérables, auxquels nous n'avons en quelque sorte qu'à assister passivement, et que nous n'obtenons qu'avec les plus grands efforts, ou que nous ne parvenons pas à réaliser, en mettant en œuvre toutes les ressources de la thérapeutique ordinaire.

Quelle que soit l'interprétation physiologique que l'on puisse assigner au mode d'action, quelquefois simple, mais quelquefois aussi très-complexe, des eaux minérales, on peut être assuré que tel est le caractère essentiel de la médication qu'elles représentent, et celui que doivent viser la plupart des indications qui s'y rattachent.

C'est ce caractère de médication générale, beaucoup plus qu'une apparente identité de forme, qui rapproche l'hydrothérapie de la médication thermale. Il appartient également à une médication dont on fait un usage très-étendu, et quelquefois abusif, la médication marine, laquelle se rattache à la fois aux eaux minérales et à l'hydrothérapie.

Il faut donc connaître les eaux minérales et leurs applications. L'objet de cet enseignement est d'apprendre à s'en servir comme on le fait des autres agents de la thérapeutique.

Cet enseignement offre un caractère et une utilité particulière. Une eau minérale n'est pas un médicament que l'on ait sous la main, dont on dispose à son gré, que l'on tente et que l'on éprouve par une application immédiate. C'est une médication lointaine, que celui qui l'a prescrite ne peut ni essayer ni manier lui-même, dont les indications ne souffrent aucune hésitation, et dont la détermination se complique de questions de climat, de distance, de séjour, enfin de convenances qui s'imposent formellement ou dont il est nécessaire au moins de tenir compte.

Parmi les connaissances nécessaires au médecin, l'emploi des eaux minérales paraît donc un des sujets qui réclament le plus impérieusement un enseignement spécial, oral ou écrit. La clinique des hôpitaux et de la ville n'apprend rien de ce qui les concerne, et l'expérience personnelle ne s'acquiert qu'au prix de ces essais et de ces mécomptes qui ne peuvent, suivant l'expression de Van Swieten, que compromettre l'intérêt du malade et le crédit du médecin.

Le nombre des eaux minérales qui existent à la surface du globe est immense. Il serait même difficile de faire l'énumération exacte de toutes celles qui appartiennent à la France. Mais il est clair qu'un médecin n'a absolument besoin de connaître que celles dont il pourra avoir à se servir ; par conséquent nous pourrons négliger les eaux minérales qui ne possèdent pas une véritable installation [1]. Parmi les autres encore, beaucoup n'offrent qu'un intérêt de localité.

Il faut bien savoir que, de même qu'on peut faire toute la médecine avec un petit nombre de médica-

1. Il ne s'agit pas ici de certaines eaux minérales qui ne sont usitées qu'à distance, à titre médicamenteux ou hygiénique, et qui appartiennent à peu près exclusivement aux bicarbonatées mixtes ou calciques, telles que Bussang, Chateldon, Condillac, etc., ou aux sulfurées, telles que Labassère.

ments, on peut faire toute la médecine thermale avec un petit nombre d'eaux minérales. Cinq stations, Baréges, Amélie, Guagno (Corse), Bourbonne, Vichy, suffisent au service de l'administration de la guerre; et, si l'on y ajoutait une ou deux stations parmi les indéterminées, soit Plombières, Néris, Luxeuil ou Aix (Provence), on trouverait dans ce nombre restreint de quoi satisfaire à toutes les indications possibles.

Cependant il ne faut pas plus, dans la thérapeutique thermale que dans la thérapeutique ordinaire, se priver des agents variés qu'il peut être bon d'avoir à sa disposition pour obéir aux nuances infinies des indications, ou encore aux tolérances individuelles. Aussi est-il toujours utile de pouvoir disposer de représentants multipliés de telle ou telle médication. Mais il ne faudrait pas trop s'attacher à individualiser les agents de la médication thermale. Je ne vois pas en quoi le traitement d'un scrofuleux différera au fond à Salins (Jura) ou à Salies (Béarn), au climat près. Il est une foule de catarrhes qui se trouveront bien indifféremment de Bonnes, de Cauterets, d'Amélie ou d'Enghien.

On pourra donc, tout en se réservant encore un choix assez multiplié dans chaque forme médicamenteuse, limiter singulièrement le nombre des stations thermales qu'il importe à tout médecin de connaître, d'après les considérations suivantes : les médications thermales ne viennent pas trouver le malade, il faut qu'il aille les chercher, et il peut convenir, pour des raisons que je n'ai pas besoin d'énumérer, qu'il aille les chercher soit au plus loin soit au plus près; les questions de climat, d'altitude, viendront s'ajouter à celle de la médication; enfin il conviendra quelquefois de choisir une station animée, brillante, luxueuse ou au contraire un séjour modeste et silencieux.

Je me bornerai donc à donner place, dans ces leçons, aux stations thermales qui, par leur valeur thérapeutique, leur notoriété, leur installation réelle, leurs conditions géographiques ou climatiques, nous fourniront les éléments d'une médication thermale complète, de celle que tout médecin doit avoir à sa disposition.

Cette médication, nous la trouverons tout entière en France; et désormais, comme je l'ai fait jusqu'ici, je ne m'occuperai des stations thermales étrangères que pour en signaler ce qu'il n'est pas permis à un médecin d'ignorer, mais surtout pour apprendre à s'en passer. Les raisons qui doivent nous tenir éloignés des stations thermales de l'étranger, et de l'Allegne en particulier, sont aussi actuelles aujourd'hui qu'elles ont pu l'être les années précédentes, qu'on les envisage au point de vue de la thérapeutique pure, et qu'on fasse appel à des idées d'un ordre différent.

Ces préliminaires ont pour objet d'exposer l'importance et le caractère du sujet que j'aurai à traiter dans ces leçons, et de donner une idée de l'esprit qui doit présider à celles-ci. Mon programme est le suivant : mettre à même, à la suite de ces leçons, de prescrire le traitement thermal qui convient à un cas donné.

Les eaux minérales peuvent être étudiées suivant deux méthodes. Il y a d'abord la méthode des monographies. Les monographies sont nécessaires pour la connaissance des stations thermales considérées en elles-mêmes : mais elles ne se prêtent à aucun rapprochement, à aucune vue d'ensemble; indispensables au point de vue de l'hydrologie, elles sont de peu de profit pour la thérapeutique appliquée, et c'est à leur prédominance exclusive qu'il faut attribuer l'ignorance où sont encore la plupart des médecins des vrais principes de la médication thermale et de ses plus utiles applications.

L'autre méthode partant, non plus de l'hydrologie mais de la pathologie, non plus des stations mais des maladies, ou, pour mieux dire, des indications, consiste à opposer à celles-ci les moyens appropriés de la médication thermale, dont les agents, rapprochés les uns des autres, peuvent être étudiés comparativement.

Telle est la méthode que le premier j'ai mise en œuvre dans cet enseignement.

Les monographies apprennent, une station thermale étant donnée, quelle application on en peut faire. Je me propose d'apprendre, une maladie étant donnée, à quelle station thermale on devra s'adresser.

Sans doute je n'ai pas la prétention de ne rien laisser à apprendre en hydrologie médicale : mais je pense que la méthode que je suivrai permettra d'ajouter facilement aux connaissances acquises celles qu'il restera à acquérir.

Avant d'exposer l'emploi thérapeutique des eaux minérales, il est nécessaire de connaître celles-ci, leur constitution propre, leur distribution géographique et leurs modes particuliers d'application.

Cette étude comprendra en conséquence deux parties :

1° Matière médicale.

2° Thérapeutique.

LES

EAUX MINÉRALES

PREMIÈRE PARTIE

MATIÈRE MÉDICALE DES EAUX MINÉRALES.

PREMIÈRE LEÇON.

DÉFINITION DES EAUX MINÉRALES.

Comment définir les eaux minérales, celles qui font l'objet de cette étude? Ce ne saurait être par les caractères propres de leur constitution, car elles diffèrent entre elles au plus haut point, ni par la proportion des principes qu'elles contiennent, car plus d'une d'entre elles, et des plus intéressantes, sont moins minéralisées que bien des eaux douces; ni par leur température, puisqu'il y en a de froides comme il y en a de thermales.

Je les définirai par ce qui les attire le plus directement dans notre étude, c'est-à-dire par l'usage qu'on en fait, et je dirai : l'on doit entendre, en médecine, par *eaux minérales*, des eaux naturelles qui sont employées en thérapeutique en raison de leur constitution chimique ou de leur température.

ORIGINE DES EAUX MINÉRALES.

C'est là un sujet qu'il n'est vraiment possible de

traiter que d'une manière à peu près spéculative. J'exposerai cependant comment il est permis de concevoir l'origine des eaux minérales.

Celles-ci se composent d'eau et de principes minéralisateurs.

L'eau provient de l'atmosphère, dont on retrouve dans les sources minérales les principes constituants, azote, oxygène, acide carbonique. Les principes minéralisateurs proviennent du sol, roches primitives ou couches sédimentaires. Suivant Lecoq, les eaux minérales se distingueraient des sources ordinaires, eaux douces, en ce qu'elles iraient puiser leurs principes *sous* les terrains primitifs, dans la profondeur du globe, tandis que ces dernières dissoudraient les leurs dans les terrains plus ou moins supérieurs qu'elles traversent. Cette distinction ne paraît pas exacte, car il est des eaux minérales, dans le sens médical du mot, comme celles d'Enghien, ou encore les eaux de Salines, dont l'origine appartient évidemment aux couches supérieures du sol.

On reconnaît, au point de vue de l'origine, 1° des eaux dites profondes, ou géologiques, ou d'épanchement, et 2° des eaux superficielles, ou d'infiltration ou de lixiviation. On peut se faire l'idée suivante du mode de formation des eaux géologiques ou d'*épanchement*.

Les eaux pluviales, introduites par absorption capillaire, suivant Daubrée, pénètrent par des failles ou des fractures, ordinairement sur les limites des masses cristallisables, dans des régions occupées par des roches plutoniques, le plus souvent d'origine récente, et gagnent des profondeurs sans doute considérables, où elles rencontrent des températures excessives et des pressions incalculables. C'est sous de telles influences que s'opèrent les dissolutions et les réactions qui les chargent des principes minéralisateurs empruntés aux *roches congénères*, c'est-à-dire en rapport de composition avec les eaux qui réapparaissent à la surface du sol.

Chassées du milieu qu'elles occupent par l'abord incessant des eaux atmosphériques, il est probable qu'elles doivent leur force ascensionnelle à l'expansion des gaz et des vapeurs, plutôt qu'elles n'obéissent à la loi des niveaux. Elles remontent en suivant d'abord le même chemin qu'elles avaient déjà parcouru, où s'établit ainsi un double courant contigu en sens inverse, l'un d'eaux froides descendantes, l'autre d'eaux chaudes ascendantes ; et la séparation s'en opère alors qu'elles viennent à rencontrer des interstices propres à les ramener vers la superficie, à des points plus ou moins écartés de leur lieu d'émergence. Ces courants d'eaux ascensionnelles reproduisent de véritables filons, comparables aux filons métalliques que le refroidissement a emprisonnés dans les conduits verticaux, ou plus souvent obliques, qui les rapprochent de la surface du sol.

Ces eaux minérales nous représentent à proprement parler des émanations volcaniques, des volcans aqueux, produits d'une véritable sublimation. Elles sont surtout riches en soude, en sulfures, en chlorures, de thermalités élevées, et de fortes minéralisations (excepté les sulfurées) : elles sont généralement d'une grande abondance.

Les eaux dites de *lixiviation* sont le résultat de l'infiltration des eaux pluviales dans les terrains de sédiment, moyens ou supérieurs.

Ici la pression et l'élévation de la température jouent un rôle moindre. L'agent essentiel de la minéralisation est l'acide carbonique, apporté par les eaux atmosphériques, ou rencontré par elles dans le sol. Elles remontent à la superficie, comme l'eau des puits artésiens, en vertu de la loi des niveaux.

Ces eaux de lixiviation renferment surtout de la chaux, de la magnésie, du fer, de l'arsenic, plus les chlorures, la soude et la potasse qui meublent les terrains qu'elles ont traversés. Elles possèdent en général peu ou point de thermalité, et ne sont que faiblement minéralisées et d'une moindre abondance que les précédentes.

Enfin, il est des eaux minérales *intermédiaires*, celles que l'on obtient à l'aide de forages artésiens, et qui provenant soit d'eaux d'épanchement ou ascensionnelles, soit d'eaux de lixiviation ou descendantes, se sont arrêtées et ont formé des nappes entre des couches de terrains supérieurs, d'où elles n'avaient pas rencontré d'issues spontanées. Ces dernières offrent un caractère jusqu'à un certain point artificiel, qui les sépare nettement des eaux à émergence spontanée

Je me borne à cette exposition générale, laquelle ne comprend qu'une vue d'ensemble de phénomènes qu échappent à l'observation immédiate. J'ajouterai seulement un mot relatif à la fixité, au moins pour de longues périodes, de la température et de la composition des eaux minérales, beaucoup plus marquée pour les eaux géologiques ou d'épanchement, beaucoup moins pour les eaux superficielles ou de lixiviation. Cette fixité n'existe pas toujours d'une manière absolue : mais nous devons l'admettre au point de vue médical, parce que les modifications, soit persistantes, soit alternatives, que peuvent subir certaines eaux minérales, ainsi dans leur degré de sulfuration ou dans la proportion de leur gaz carbonique, se tiennent dans des limites dont la pratique ne paraît guère avoir à tenir compte. Cependant il faut faire une exception pour les cas de révolutions souterraines ou de troubles apportés artificiellement dans le régime d'une source.

TEMPÉRATURE DES EAUX MINÉRALES.

Les eaux minérales présentent les températures les plus variées, depuis 10° jusqu'à près de 100°. Les Geysers d'Islande, qui atteignent 112°, ne paraissent pas intéresser la thérapeutique.

Les températures les plus élevées se rencontrent à Hamman-mez-Coutin (Constantine), 95°; Chaudesaigues, 81°; Olette, 78°; Ax, 77°.

Les eaux minérales peuvent être distinguées de la manière suivante, relativement à leur température :

Froides.....................	au-dessous de 18°.
Tièdes......................	de 18 à 28°.
Chaudes.....................	de 28 à 36°.
Très-chaudes................	au-dessus de 36°.

Ces désignations ont trait au parti que l'on peut tirer de ces diverses températures, et à l'action qu'on peut leur attribuer, soit dans l'usage interne, soit dans l'usage externe des eaux.

La thermalité des eaux minérales avait été attribuée par Laplace à la température propre du centre de la terre. Il est probable que les réactions chimiques qui s'opèrent au siège de leur formation y prennent également une part effective.

Les différentes sources d'une même station possèdent toujours des températures différentes.

Bien qu'on leur attribue une tendance générale à l'abaissement, on doit admettre que la température des eaux minérales est sensiblement fixe, sous les réserves exprimées plus haut au sujet de leur composition.

La thermalité des eaux minérales n'offre rien de

spécifique. Seulement on doit croire qu'une thermalité plus élevée suppose une migration plus directe et une intégrité plus parfaite. C'est là du moins un point de vue qui me paraît d'une grande importance et qui n'a pas fixé suffisamment l'attention. L'observation semble démontrer que, étant données des sources de constitution analogue, les plus thermales sont les plus activement thérapeutiques. Il est certain qu'une température trop élevée constitue plutôt un embarras qu'un avantage. Les thermalités les plus favorables sont celles qui se prêtent le mieux à la balnéation et se rapprochent de la température du sang (de 28 à 36°).

DEUXIÈME LEÇON

CONSTITUTION CHIMIQUE DES EAUX MINÉRALES.

Il faut bien savoir, lorsqu'on lit une analyse d'eau minérale, que les combinaisons suivant lesquelles sont présentés les corps qui la composent sont dans une certaine mesure hypothétiques. Les procédés analytiques ne permettent pas de retirer ces corps à l'état de sels, mais seulement d'acides et de bases ; et ce n'est qu'en vertu de principes synthétiques que ces acides et ces bases se trouvent rapprochés les uns des autres, suivant des proportions déterminées. Mais ces principes ne sont pas absolus, et des chimistes différents peuvent en faire des applications dissemblables.

Cependant, comme le tableau séparé des acides et des bases n'est pas suffisamment significatif pour des médecins, et qu'après tout les dissentiments des chimistes ne sauraient apporter de modifications sérieuses au caractère thérapeutique d'une eau minérale, il faut toujours en revenir à l'analyse hypothétique à laquelle il est d'usage aujourd'hui de joindre l'analyse réelle.

Du reste, ces expressions d'analyse *hypothétique* et d'analyse *réelle* sont tout à fait inexactes, car celle-ci ne désigne les corps que sous des formes où ils n'existent pas effectivement, et la première se rapproche beaucoup plus de la réalité, l'ensemble, sinon le détail, des combinaisons qu'elle exprime pouvant être accepté avec certitude.

J'ai proposé de désigner l'analyse dite *réelle* sous le nom d'analyse de *dissociation*, et l'analyse dite *hypothétique* sous le nom d'analyse de *reconstitution*, dénominations qui me paraissent beaucoup plus claires et plus exactes.

Il semble au premier abord que la multiplicité des substances qui entrent dans la composition de la plupart des eaux minérales doive apporter une grande confusion dans l'intelligence de leur constitution propre ou relative. Mais en réalité il n'en est pas ainsi, et il est possible de réduire dans de grandes proportions ces difficultés apparentes.

Les tableaux suivants reproduisent les éléments les plus simples de la constitution des eaux minérales, suivant des groupes relatifs à leur importance manifeste et à leur signification.

Ier TABLEAU.

Principaux corps contenus dans les eaux minérales.

Acides.		*Bases.*
Carbonique.	Alcalis	Soude.
Sulfurique et sulfureux.		Potasse.
Sulfhydrique.		Ammoniaque.
Borique.	Terres	Chaux.
Nitrique.		Magnésie.

Fluorhydrique.
Chlorhydrique.
Iodhydrique.
Bromhydrique.
Phosphorique.
Arsénique et arsénieux.
Silicique.

Métaux ...... Strontiane. Baryum. Lithium. Manganèse. Fer. Étain. Aluminium. Rubidium. Cœsium. Cuivre. Nickel. Titane. Cobalt.

Gaz.

Carbonique.
Sulfhydrique.
Azote.
Oxygène.

Matières organiques

Matières organiques azotées.
Acides crénique, apocrénique (humus).

IIe TABLEAU.

Corps qui se rencontrent le plus habituellement dans les eau minérales et doivent être à peu près exclusivement consi dérés.

Acides.	*Bases.*
Carbonique.	Soude.
Sulfurique.	Potasse.
Sulfhydrique.	Lithine
Chlorhydrique.	Chaux.
Iodhydrique.	Magnésie.
Bromhydrique.	Manganèse.
Arsénique.	Fer.
Silicique.	Cuivre.

Gaz.

Carbonique.
Sulfhydrique.
Azote.

Matière organique azotée.

IIIe TABLEAU.

Corps servant exclusivement à la classification.

Acides.	*Bases.*
Carbonique.	Soude.
Sulfurique.	Chaux.
Sulfhydrique.	Magnésie.
Chlorhydrique.	Fer.

Le premier tableau comprend l'énumération complète des corps que l'analyse a retrouvés dans les eaux minérales. Mais il en est parmi eux que la rareté de leur présence, ou le défaut de signification déterminée, en même temps que leur faible signification, m'ont engagé à laisser en dehors du second tableau. Je ne dis pas qu'ils ne servent à rien dans les eaux dont ils font partie : il faut au contraire admettre, comme un principe absolu, qu'une eau minérale n'existe en thérapeutique que suivant l'intégrité absolue de sa composition, quels qu'en soient les éléments connus. Je dis seulement qu'ils ne paraissent jouer qu'un rôle secondaire, ou actuellement impossible à déterminer, en hydrologie médicale.

Il est permis d'attribuer aux corps énumérés dans ce second tableau un rôle soit chimique, soit thérapeutique, plus formel.

Si l'*oxygène*, introduit par l'atmosphère, peut être négligé, si ce n'est pour la part qu'il prend aux transformations chimiques de certaines eaux minérales, l'*azote* mérite par son abondance d'être signalé, bien qu'on ne lui reconnaisse encore aucune attribution thérapeutique déterminée. Les Espagnols ont fait une classe d'eaux minérales *nitrogénées*. Si l'*hydrogène sulfuré* se montre d'une manière accidentelle dans un grand nombre d'eaux minérales (par suite de la décomposition des sulfates par la matière organique au contact de l'air), son étude appartient absolument à celle des eaux sulfurées.

L'*acide carbonique* est, avec les acides du soufre, et en laissant de côté les chlorures, l'agent essentiel de la minéralisation des eaux. On sait quel rôle il a dû jouer aux premières époques de notre planète, alors qu'il paraît avoir fourni la totalité de l'atmosphère qui l'enveloppait. En se fixant sur les espèces animales, il a constitué, par ses combinaisons avec la chaux et la magnésie, les assises du sol que nous occupons, et en se fixant sur les espèces végétales il a fourni les masses houillères. C'est à sa présence en excès que la plupart des bases des eaux minérales doivent leur état soluble. Il y existe également à l'état libre, particulièrement dans certaines eaux chlorurées, et très-faiblement carbonatées, de l'Allemagne. Il est des régions, comme celles de Vichy et de Vals, en France, du Taunus, en Allemagne, de Marienbad en Bohême, etc., où le sol en est littéralement infiltré. La pression paraît un élément important de ses combinaisons, car, dès qu'elle vient à cesser, il tend à s'en dégager et à s'isoler. Son existence en excès est une condition presque essentielle pour l'usage interne des eaux minérales, excepté pour les sulfurées.

L'*iode* est presque toujours à l'état impondérable dans les eaux minérales. Et, chose remarquable, il tend à s'y fixer sur les matières organiques des eaux dans lesquelles on le retrouve, comme l'iode de la mer ne se retrouve guère que dans les végétaux marins.

Le *brome* existe dans des propositions beaucoup plus élevées, mais à peu près exclusivement dans les eaux chlorurées.

La *silice*, qui forme avec l'humus la base du sol, et

constitue presque exclusivement les roches primitives, se rencontre dans la presque totalité des eaux minérales, à un état mal défini, comme base ou comme acide : mais il ne semble pas qu'on puisse lui attacher de signification thérapeutique un peu précise.

Le *fer* existe également dans presque toutes les eaux minérales, où il est fixé par l'acide carbonique, rarement par l'acide sulfurique. Mais il ne s'y trouve pas toujours en proportion sensiblement thérapeutique.

L'*arsenic*, reconnu il y a une quarantaine d'années dans les eaux minérales (Tripier), accompagne habituellement le fer, surtout dans la région montagneuse de l'Auvergne. Cependant il existe aussi à l'état de combinaison avec la soude, peut-être la potasse. Bien que, dans un petit nombre d'eaux minérales, il atteigne une proportion véritablement thérapeutique, il est généralement difficile de lui assigner des attributions prépondérantes.

La *soude* existe partout. Sans parler de la salure des mers, elle est partout dans le sol, dans les organismes animaux, dans nos aliments, dans les poussières que nous respirons. Elle se retrouve dans la plupart des eaux minérales, le plus souvent prédominante; et son importance y est telle que l'on peut presque avec certitude mesurer la valeur thérapeutique d'une eau minérale à la soude qu'elle renferme. Quant à la *potasse*, malgré sa prédominance auprès de la silice, dans les roches primitives, elle se montre à peine dans les eaux minérales, et n'y paraît jouer aucun rôle distinct. Je dois mentionner la *lithine*, qui accompagne quelquefois la soude en proportion notable, et dont l'analyse spectrale a décelé la présence dans un certain nombre d'eaux minérales.

La *chaux* et la *magnésie*, bases terreuses, tiennent, la première surtout, une trop grande place dans le sol pour ne pas être ramenées dans presque toutes les eaux minérales : mais leur prédominance relative assigne toujours à ces dernières une valeur thérapeutique très-inférieure à celle qu'indique la prédominance sodique.

Les eaux minérales renferment, comme les eaux douces, des matières organiques en dissolution. Mais un grand nombre sont particulièrement riches en produits de ce genre, que l'on distingue en *matières organisées* et *matières organiques*.

La matière *organisée* est formée de glaires amorphes, dépourvus de consistance, de couleurs diverses, n'apparaissant qu'au contact de l'air et de la lumière, surtout de la lumière solaire, et montrant des signes d'organisation en cellules ou en filaments : c'est ce qu'on appelle *barégine* ou *glairine*.

La matière *organique*, douée d'une organisation plus complète, représente des végétaux confervoïdes, de la classe des Phycées, qui fixent l'iode des eaux minérales comme les fucus l'iode de la mer. On les appelle *sulfuraires*, parce qu'elles se forment surtout dans les eaux sulfurées, et quelquefois dans des proportions extraordinaires, puisque les eaux d'Amélie fourniraient 754 kilos par jour de matière organique desséchée, et d'autres sources de la même région davantage encore. Bien qu'elles appartiennent plus spécialement aux eaux sulfurées, ces matières organiques ont pu être étudiées auprès des eaux de Vichy (bicarbonatées), de Vittel et de Saint-Amand (sulfatées), de Néris (indéterminées).

Quelle est l'origine de ces matières organiques, et d'une multitude d'êtres microscopiques de la classe des infusoires, que l'on rencontre également dans les eaux minérales? Se forment-elles au milieu des eaux elles-mêmes, ou sont-elles puisées dans le sol, ou sont-elles dues à des germes apportés par les eaux atmosphériques? C'est ce qui n'a point encore été déterminé.

Il ne paraît pas que ces matières prennent aucune part à l'action thérapeutique des eaux minérales, si ce n'est qu'elles communiqueraient à certaines une douceur particulière dont on tire parti dans la pratique balnéaire.

Il suffira de mentionner des acides organiques, crénique et apocrénique, acides de l'humus, dont la constitution est encore mal définie, et que l'on a supposés, dans quelques analyses, combinés avec le fer.

CLASSIFICATION DES EAUX MINÉRALES.

La classification des eaux minérales est basée sur la prédominance d'un ou de plusieurs principes minéralisateurs. Les principes qui peuvent être pris en considération dans la classification sont ceux qui se trouvent énumérés dans notre troisième tableau.

Il est à remarquer que ces derniers, qui ne sont pas du reste les seuls en pareil cas, se retrouvent dans presque toutes les eaux minérales, dans des proportions différentes il est vrai. C'est ainsi que, sur 97 sources, on a trouvé :

Des chlorures	95	fois.
Des carbonates	93	—
Des sulfates	89	—
De la chaux	95	—
De la soude	92	—
De la magnésie	90	—

C'est que ces principes identiques proviennent d'un milieu identique, le sol. C'est ainsi que, dans le règne végétal, nous trouvons des principes, alimentaires ou thérapeutiques, distincts, enveloppés des mêmes éléments chimiques (ou organiques), communs à tous les produits qui lui appartiennent.

Une eau minérale doit être considérée comme un tout dont aucune partie ne saurait être retranchée, sans quoi elle ne serait plus elle-même. Cependant toutes ces eaux, ou la plupart au moins, présentent certains principes qui prédominent, et servent à les caractériser sous le rapport hydrologique, et en même temps sous le rapport thérapeutique.

Il y a longtemps en effet que j'ai fait remarquer que les eaux minérales, que rapproche la communauté d'un principe chimique prédominant, possèdent en même temps des propriétés thérapeutiques communes : c'est ce que j'ai appelé la *spécialisation des eaux minérales*.

Aussi toute l'étude pratique des eaux minérales dérive-t-elle de leur *classification* et de leur *spécialisation*. Aussi la classification chimique se trouve-t-elle par le fait une véritable classification thérapeutique.

La classification est basée sur la prédominance d'un principe chimique, c'est-à-dire d'un sel; et comme c'est principalement de la qualité de l'acide que dérive la caractéristique chimique et thérapeutique d'un sel, c'est sur la considération des *acides* que sont établies les *classes* d'eaux minérales.

C'est ainsi qu'on a constitué les classes suivantes : sulfurées, chlorurées, bicarbonatées et sulfatées.

La prédominance relative des *bases* sert à établir des *divisions* dans les classes. Ces bases prédominantes sont toujours ou la soude ou la chaux, exceptionnellement la magnésie, qui accompagne habituellement la chaux.

Il y a donc des eaux sodiques, et des eaux calciques

ou magnésiques, ce que l'on appelait autrefois eaux à bases *alcalines* et à bases *terreuses*. Mais comme il est des eaux où il est impossible de reconnaître une prédominance formelle, soit des unes, soit des autres, il y a lieu de constituer des divisions d'eaux *mixtes*, c'est-à-dire à bases sodiques et terreuses, sensiblement égales.

Mais cette dernière circonstance se remarque également pour les acides. Il est certaines eaux minérales qui présentent plusieurs acides prédominants : ainsi des chlorures et des sulfates, des bicarbonates et des chlorures. Il convient donc d'en faire des classes distinctes, en réservant le nom de *familles* aux grands types formés par les anciennes classes, les sulfurées, les chlorurées, les bicarbonatées et les sulfatées.

Le nombre des *classes* déterminées par la nouvelle nomenclature se trouve donc notablement accru, ce qui ajoute à la clarté de la spécialisation thérapeutique, tout en respectant les groupes essentiels constitués par les anciennes classes, auxquels je donne le nom de *familles*.

Il ne faut pas entendre exclusivement par prédominance le chiffre brut fourni par l'analyse chimique. Il convient encore d'avoir égard à la prédominance thérapeutique.

C'est ce qui a lieu pour les eaux sulfurées, dans lesquelles les sulfures existent toujours en proportion inférieure, tout en imprimant aux eaux de cette famille une caractéristique chimique et thérapeutique des mieux déterminées.

C'est ainsi encore que l'on reconnaît une classe d'eaux ferrugineuses, bien que le fer existe toujours en proportion secondaire, et surtout qu'il n'existe qu'à l'état de base. Aussi les ferrugineuses ne forment-elles qu'une classe bâtarde : nous reviendrons sur ce sujet, quand nous serons arrivés à cette classe spéciale

Enfin, il est des eaux minérales si faiblement minéralisées qu'elles n'offrent en réalité aucun princip prédominant, et que l'on ne sait à quelle classe le rattacher. Ce n'est que par des procédés arbitraires o des vues toutes de convention qu'on était parvenu les faire entrer dans telle ou telle classe déterminée Les Allemands les avaient désignées du nom d'eau *indifférentes*, dénomination impropre, puisqu'elle sont loin d'être indifférentes dans leurs application: J'en dirai autant du mot *inermes*, proposé par le pro fesseur Gubler. Quant à celui d'*amétalliques*, employ par Rotureau, on doit lui objecter qu'il n'y a que l'ea distillée qui soit amétallique.

J'ai formé de ces eaux une famille particulière sou la dénomination d'eaux *indéterminées*, ce qui exprim un fait vrai à la fois au point de vue chimique, puis qu'il est impossible de les rattacher à aucune de classes chimiques déterminées, et au point de vu thérapeutique, puisqu'il est impossible de déduir de leur constitution aucune application déterminée.

Cette famille des indéterminées comprend elle même deux classes : 1° les eaux *thermales simples*, qu la représentent essentiellement; 2° les eaux *faiblemen minéralisées* : celles-ci sont des eaux douées de pro priétés toutes spéciales, et de circonstances de consti tution lesquelles, quelque peu accusées qu'elles soient suffisent pour les distinguer des précédentes, san être propres cependant à les rattacher aux autre familles d'eaux minérales : ainsi les eaux du Mont Dore, d'Évian, etc.

Tels sont les principes qui ont présidé à la *classifi cation nouvelle* dont je reproduis le tableau.

CLASSIFICATION DES EAUX MINÉRALES.

Famille des sulfurées.

(Une classe.)

Sulfurées. — 1re division, sulfurées sodiques.
sulfurées calciques.

Famille des chlorurées.

(4 classes.)

1re classe. — Chlorurées sodiques.
2e classe. — Chlorurées sulfurées.
3e classe. — Chlorurées bicarbonatées.
4e classe. — Chlorurées sulfatées.

Famille des bicarbonatées.

(4 classes.)

1re classe. — Bicarbonatées. — 1re division, bicarbonatées sodiques.
2e division, bicarbonatées calciques.
3e division, bicarbonatées mixtes.
2e classe. — Bicarbonatées chlorurées.
3e classe. — Bicarbonatées sulfatées.
4e classe. — Bicarbonatées sulfatées, chlorurées.

Famille des sulfatées.

(Une classe.)

Sulfatées. — 1re division, sulfatées sodiques.
2e division, sulfatées calciques.
3e division, sulfatées mixtes.
4e division, sulfatées magnésiques.

Famille des indéterminées.

(2 classes.)

1re classe. — Eaux thermales simples.
2e classe. — Eaux faiblement minéralisées.

(Classe supplémentaire.)

Eaux ferrugineuses.

Il se rattache à la classification des eaux minérales, telle qu'elle vient d'être exposée, un ordre de considérations très-important. C'est que, à mesure que l'on descend de la première famille, sulfurées, à la dernière, indéterminées, on voit leur caractérisation s'amoindrir et leur portée thérapeutique s'affaiblir. De même, à mesure que dans chaque classe on va des divisions sodiques aux divisions calciques ou mixtes, on voit leurs applications obéir à des indications moins déterminées, et présenter des actions moins énergiques.

Ces considérations, rapprochées de celles qui se rattachent à la *spécialisation* des eaux minérales, nous autorisent à considérer cette *classification* comme naturelle.

TROISIÈME LEÇON

MODES D'ADMINISTRATION DES EAUX MINÉRALES.

Les eaux minérales sont administrées en *bains* et en *boissons*, et sous diverses formes qu'on peut appeler *accessoires*.

Le *bain* est le mode essentiel d'administration des eaux minérales : c'est le seul qui fût en usage chez les anciens. Il est des eaux minérales qui sont employées exclusivement ou à peu près exclusivement en bains, Néris, Plombières, Aix (Provence). Ce sont des eaux de faible minéralisation, d'une thermalité effective, généralement élevée, et assez abondantes pour se prêter largement aux usages balnéaires.

Le bain thermal le plus parfait est celui qui se prend à eau courante, à la température native, et par conséquent dans une eau à température moyenne, entre 28 et 36°. La durée du bain devra être soigneusement limitée, si l'on a affaire à de hautes thermalités, comme le Mont Dore, ou à des eaux très-minéralisées, comme Salins, Balaruc, ou très-actives, comme certaines ources de Luchon ou Cauterets, ou dans certaines onditions pathologiques. Mais je puis affirmer que la ongue durée du bain d'eau minérale est d'une grande fficacité, et que, s'il faut réduire à un quart d'heure es bains très-chauds du Mont-Dore, on peut rester es journées entières dans les bains tempérés ou reroidis de Loesche ou de Néris. La piscine, qui permet 'exercice dans le bain, et se prête seule à la prolonation de celui-ci, est le meilleur mode balnéaire.

Les eaux minérales sont généralement prises en *oisson* comme en bains ; cependant leur usage inerne tient moins de place que ces derniers dans la nédication thermale, bien qu'il n'offre pas moins l'importance. Celles des eaux près desquelles il donine sont généralement d'une minéralisation notable t douées de propriétés médicamenteuses déterminées. l est impossible de présenter aucune généralité à ce ujet. La manière d'administrer l'eau minérale dépend lécessairement de la nature et de la proportion de la ninéralisation, de la maladie à laquelle on l'adresse, le l'indication qu'on se propose de remplir. Bien qu'il ait des circonstances où l'eau froide soit préférable, u bien se trouve seule tolérée, on peut dire qu'une empérature rapprochée de celle du sang est celle qui résente les meilleures applications. Les températures qui dépassent considérablement celle-ci sont ou nuiibles, ou au moins incommodes. Quant à la dose, il mporte d'y apporter une grande circonspection, et de avoir que tous les malades, et quelquefois les médecins ux-mêmes, ont une tendance à élever les doses au delà le ce que la nécessité exige ou de ce que commande a prudence.

Les douches et les inhalations ne sont que des modes accessoires d'administration des eaux minérales, bien que dans certaines circonstances il leur revienne une part très-importante dans la médication.

L'emploi des *douches* dépend beaucoup plus de l'i dication à remplir que de la qualité de l'eau qui l fournit; et la percussion comme la température joue à leur sujet un rôle beaucoup plus considérab que la composition de l'eau minérale. On distingue les douches locales que j'appelle *résolutives*, lesquell sont adressées à un organe malade, et les douch générales, que je nomme *révulsives*, faute d'une e pression plus précise, et qui sont destinées à agir s l'ensemble de l'économie.

On fait usage également de douches *rectales*, (simplement anales, dites *ascendantes*, lesquelles pe vent être utilisées comme évacuantes, résolutives (révulsives. Les douches *vaginales* ne doivent être en ployées qu'avec infiniment de prudence, et leur usa doit être soumis à des restrictions qui en limitent si gulièrement les applications légitimes. Les simpl irrigations vaginales sont d'un usage beaucoup pl général et plus inoffensif. Pour ces dernières douche la qualité de l'eau minérale a une valeur beaucou plus effective que pour ce qui concerne les douch externes ou à percussion, et la température doit êt l'objet d'une attention toute particulière.

L'*inhalation* est un mode accessoire d'administr tion des eaux minérales très-intéressant. Elle a po objet d'introduire dans l'appareil pulmonaire ou d vapeurs ou des gaz distincts. C'est principalement pr des eaux sulfureuses que l'on fait usage des inhal tions. Cependant elles sont encore mises en pratiq près d'eaux minérales différentes, telles que le Mon Dore, Royat, etc. Dans les eaux sulfureuses, qui dég gent de l'hydrogène sulfuré au contact de l'air, l'inh lation spontanée de ce dernier se trouve inséparab de tous les modes d'administration de ces eaux, i ternes ou externes. Mais l'inhalation y est encore pr iquée méthodiquement, en faisant respirer ou des vapeurs des eaux thermales mêlées naturellement l'hydrogène sulfuré, ou ce gaz isolé, après qu'on en a activé le dégagement par le brisement de l'eau minérale. Sous ce rapport, les salles d'inhalation, dites *froides*, d'Allevard, peuvent être considérées comme un modèle.

La *pulvérisation*, introduite dans la pratique thermale par Sales Girons, a pour but de faire inhaler l'eau minérale elle-même, dans son intégrité, sous forme de poussière très-divisée ou de *fumée*. Mais comme l'eau pulvérisée ne pénètre que très-imparfaitement dans les canaux bronchiques, il faut la réserver pour les applications qui s'adressent aux premières voies respiratoires, et employer les gaz et les vapeurs pour les applications plus profondes.

Les meilleurs modes d'inhalation sont ceux qui permettent d'aspirer les gaz ou les vapeurs sans être plongé dans un milieu humide, qui transforme en étuve la salle d'inhalation.

On emploie dans certaines circonstances, notamment dans le rhumatisme, l'arthrite noueuse, de vieux traumatismes, ou des atonies profondes, les *boues minérales*. Ce sont des terres délayées par certaines eaux minérales, et imprégnées de principes gazeux et salins. On y rencontre généralement des sels de chaux, de magnésie, de fer, et de l'hydrogène sulfuré provenant de la décomposition de sulfates. La formation de ces boues thérapeutiques paraît plutôt favorisée par la nature particulière du sol que dépendante de la constitution des eaux qui le pénètrent.

Je dois encore une mention au *gaz carbonique* qui, près des sources chargées de ce principe, peut être employé en inhalations, en bains et en injections. Ce mode de traitement, employé d'abord à St-Alban, se trouve très-complétement installé à Vichy, égaleme à St-Nectaire. Les bains me paraissent la partie la pl intéressante de cette médication. Le gaz carboniqu sous cette forme, agit à la fois comme sédatif de douleur et comme stimulant de l'innervation, et trè particulièrement de la calorification. Son action sei ble s'adresser spécialement au réseau d'expansi nerveuse et capillaire sous-cutané. Les névroses do loureuses, les perversions du mouvement, les aton et les refroidissements sont les cas où les bains de g carbonique sont le mieux indiqués.

QUATRIÈME LEÇON

ACTIONS PHYSIOLOGIQUES ET THÉRAPEUTIQUES DE LA MÉDICATION THERMALE.

La seconde partie de ce cours aura pour sujet applications de la médication thermale au traiteme des maladies chroniques. Mais l'étude des différen classes d'eaux minérales ne saurait se séparer l'examen des propriétés qui leur sont attribuée nous allons nous arrêter sur ce dernier sujet.

Les applications médicales des eaux minérales so très-étendues. On sait qu'elles sont absolument étra gères au traitement des maladies aiguës : mais peut dire qu'il est peu de maladies chroniques da lesquelles elles ne puissent intervenir, au moins av quelque utilité.

Je rappellerai ce que j'ai déjà indiqué dans les pr liminaires. Les eaux minérales trouvent à s'appl quer : 1° à des maladies diathésiques déterminée 2° à des états constitutionnels moins bien définis, qui peuvent même se trouver sur la limite de la p thologie; 3° à des maladies d'organes ou d'apparei qui se rattachent en général d'une manière plus ou moins manifeste aux états constitutionnels ou diathésiques auxquels je viens de faire allusion, ou bien à de certaines conditions de la circulation abdominale, que l'on appelle pléthore ou vénosité abdominale, et sur lesquelles j'aurai à appeler ultérieurement votre attention.

Si nous essayons maintenant de nous rendre compte des caractères qui peuvent être assignés à la médication thermale, c'est-à-dire des propriétés physiologiques et thérapeutiques des eaux minérales, nous allons nous trouver en face de difficultés singulières.

Lorsqu'on prétend étudier les propriétés physiologiques ou thérapeutiques d'un agent médicamenteux, on le prend et on l'applique dans le plus grand état de simplicité possible. Or voici ce que nous trouvons devant nous.

Une eau minérale est un composé de principes multiples, et doués de propriétés distinctes, que l'analyse met sous nos yeux. Quelle part faire à chacun de ces principes? Si vous les isolez par l'expérimentation, comme par la pensée, vous n'aurez plus affaire à une eau minérale.

Car il importe de se pénétrer de ce grand principe d'hydrologie médicale : qu'une eau minérale n'est ce qu'elle est que par le rapprochement de tous les principes qui la constituent. Vous ne devez, ni dans la théorie, ni dans l'expérimentation, faire abstraction du moindre de ces principes. Il faut prendre garde en effet que, en envisageant isolément chacun des corps chimiques qui entrent dans la composition d'une eau minérale, on n'arrive à des attributions étrangères à celles qui appartiennent en réalité à leur rapprochement.

On ne peut nier cependant qu'il n'y en ait un certain nombre dont l'action propre se détache assez nettement de l'ensemble. Il est certain que les sulfurées, les bicarbonatées sodiques, les chlorurées, doivent aux sulfures, aux bicarbonates et aux chlorures qui y dominent, et quelquefois pour ces dernières en proportions massives, des proportions déterminées. Néanmoins ce serait une erreur d'identifier l'action de ces eaux minérales avec celle des chlorures, des bicarbonates ou des sulfures eux-mêmes, pris isolément. On peut encore en détacher l'action de l'hydrogène sulfuré, ou celle de l'acide carbonique, qui s'en séparent si nettement. Mais ces principes ne représentent certainement, ces derniers surtout, qu'une partie restreinte de l'action des eaux qui les possèdent. L'action du fer est distincte. Celle de l'arsenic peut se retrouver dans certaines applications aux dermatoses et aux fièvres intermittentes. L'action laxative des sulfates sodiques et des bases magnésiques se laisse également discerner. L'attraction ingénieusement signalée par Gubler, que les matériaux propres de l'organisme exerceraient sur les matériaux similaires introduits par la thérapeutique (ajoutons par l'alimentation), peut trouver ici d'intéressantes applications. Et cette remarque de Fourcroy, que les sels de soude sont mieux tolérés que les sels de potasse parce que la soude est partout répandue dans l'organisme, pourrait nous conduire à expliquer la suprématie des eaux à bases sodiques prédominantes.

En résumé il faut apporter infiniment de réserve dans l'analyse thérapeutique des eaux minérales. Il faut considérer encore les imperfections de l'analyse chimique sur laquelle nous viendrions à baser nos déductions. Il y a quarante ans, on ne soupçonnait pas l'existence de l'arsenic dans les eaux minérales. Qu'y a-t-il en elles que nous ignorons encore? On y a récem ment découvert le rubidium et le cœsium, et quelques autres métaux encore. Que nous reste-t-il encore à y découvrir ? Quelle analyse rigoureuse pouvons-nous baser sur la constitution chimique des eaux minérales, tant que nous pouvons supposer qu'il nous reste encore quelque chose à y découvrir ? D'ailleurs il est impossible de pratiquer les eaux minérales sans se convaincre qu'il y a dans leur mode d'action bien des choses qui nous échappent. Est-ce l'électricité (Scoutetten), sur laquelle je ne m'arrêterai pas, parce que je ne saisis pas sous quelle forme j'arriverais à présenter quelque détermination à son sujet ? Le fait que les eaux minérales produisent de l'électricité, appréciable à l'électromètre, est une conséquence, facile à prévoir, de leur état d'instabilité chimique. Le fait de la sensibilité de l'organisme à cette électricité ne saurait nous avancer en rien touchant l'action thérapeutique spéciale des différentes eaux minérales

Si, laissant la considération intrinsèque des eaux minérales, nous abordons leur pratique, nous trouvons de nouveaux sujets de confusion : d'abord l'eau qui leur sert d'excipient, et la température. Nous avons affaire à des boissons ou chaudes, ou tièdes, ou froides, et qui n'agissent pas seulement par leur qualité, mais encore par leur quantité ; à des bains que nous pouvons expérimentalement maintenir à la température indifférente, mais que la pratique nous impose à des températures supérieures ou inférieures. Nous ne pouvons faire abstraction des moyens accessoires, des douches en particulier, dont la participation est souvent indispensable. Ce n'est pas tout encore : la pratique des eaux minérales exerce des actions hygiéniques considérables, l'éloignement, la vie différente, le climat, l'altitude, etc., dont il est nécessaire de tenir grand compte.

d'autant plus vraie et plus parfaite qu'elle sollicite le moins d'expressions physiologiques ou pathogénétiques.

Il faut sans doute que ces considérations soient prises dans un sens très-général. La médication thermale n'est pas une : elle se compose d'éléments trop multipliés pour que des actions thérapeutiques de formes très-variées n'y tiennent une place. Mais ce qu'il importait ici, c'était de présenter un tableau fidèle de l'ensemble de cette médication.

Toutes ces actions, altérantes, reconstituantes, substitutives, révulsives, aboutissent à des actions spéciales qui se partagent entre les divers groupes d'après l'analogie de composition des eaux minérales.

C'est là ce qui constitue la *spécialisation* d'action des eaux minérales, spécialisation qui, en dehors des attributions propres à chaque eau minérale, marque d'un caractère significatif chacune des classes que nous avons établies.

Comme je l'ai déjà exprimé, de même que la connaissance des eaux minérales elles-mêmes est tout entière basée sur la *classification*, la connaissance de leurs applications est tout entière basée sur la *spécialisation*. Celle-ci fournit en quelque sorte la preuve de la légitimité de la classification, en lui assignant les caractères d'une méthode naturelle et pratique.

Le tableau suivant reproduira la formule de ces spécialisations. Cependant, quelque exactes que soient ces dernières, il faut pénétrer plus avant dans l'étude des eaux minérales pour en posséder toutes les applications ; car la nature ne se plie pas précisément à nos méthodes, et celles-ci ne sauraient prévoir toutes les circonstances qui peuvent présider à des actions dont les éléments sont singulièrement complexes, et échappent souvent à toute analyse.

SPÉCIALISATION DES EAUX MINÉRALES.

Famille des sulfurées.

Sulfurées sodiques et calciques.

Applications spéciales. — Herpétisme, dermatoses, catarrhes des voies respiratoires.

Applications communes. — Lymphatisme, rhumatisme, chlorose, syphilis, scrofule.

Applications secondaires. — Maladies chirurgicales, métrite chronique, catarrhes de l'appareil urinaire, dyspepsie.

Famille des chlorurées.

Chlorurées sodiques.

Applications spéciales. — Scrofule, lymphatisme.

Applications communes. — Rhumatisme, paralysie, maladies chirurgicales, hémorrhoïdes, (pléthore abdominale).

Applications secondaires. — Dermatoses, hypochondrie, syphilis, dyspepsie.

Chlorurées sulfurées.

Applications communes aux chlorurées et aux sulfurées, plus particulièrement : scrofule, dermatoses, rhumatisme.

Chlorurées bicarbonatées.

Applications des chlorurées sodiques.

Chlorurées sulfatées.

Particulièrement les dermatoses.

Famille des bicarbonatées.

Bicarbonatées sodiques.

Applications spéciales. — Diathèse urique (goutte, gravelle urique), obésité, diabète. Maladies du foie. Engorgements abdominaux.

Applications communes. — Dermatoses, rhumatisme, métrite chronique.

Bicarbonatées calciques et mixtes.

Dyspepsie. Eaux digestives ou de table.

Bicarbonatées chlorurées.

Applications affaiblies des bicarbonatées sodiques et des chlorurées sodiques.

Bicarbonatées sulfatées.

Maladies catarrhales de l'appareil urinaire, dyspepsie.

Bicarbonatées sulfatées et chlorurées.

Applications des bicarbonatées sodiques, avec addition de propriétés laxatives.

Famille des sulfatées.

Sulfatées sodiques.

Laxatives.

Sulfatées calciques et mixtes.

Applications analogues à celles des eaux indéterminées (eaux thermales simples).

Sulfatées magnésiques.

Laxatives.

Famille des indéterminées.

Eaux thermales simples.

Applications spéciales. — Névroses généralisées, névralgies, rhumatisme, dermatoses, métrite chronique.
Applications communes. — Prédominance névrosique.

Eaux faiblement minéralisées.

Applications diverses. — Maladies de l'appareil respiratoire, dermatoses, rhumatisme, dyspepsie.

Eaux ferrugineuses.

Anémie, chlorose.

CINQUIÈME LEÇON

Famille des sulfurées.

UNE CLASSE

Sulfurées.

2 DIVISIONS : Sulfurées sodiques, sulfurées calciques.

Cette famille, caractérisée par la prédominance (relative) des sulfures, ne comprend qu'une classe, dans laquelle nous rencontrons deux divisions : 1° sulfurées sodiques; 2° sulfurées calciques.

1re Division. — *Sulfurées sodiques.*

Amélie ; Ax ; Barèges ; Cadéac ; Cauterets ; Challes ; Eaux-Bonnes ; Eaux-Chaudes ; Guagno ; Luchon ; Marlioz; Molitg; Olette; Piétrapola; La Preste; Saint-Sauveur ; Le Vernet.

Les sulfurées sodiques appartiennent presque exclusivement à la région pyrénéenne, où elles forment un groupe considérable.

Ce sont des eaux primitives, la plupart d'une haute thermalité, un grand nombre dépassant 50 et même 60°, généralement très-abondantes, et groupant dans quelques stations des sources singulièrement multipliées.

Elles sont toujours très-faiblement minéralisées, de 0 g, 15 à 0 g, 30. Cependant, à côté des sulfures, dont le chiffre est quelquefois inférieur, on y rencontre généralement des chlorures, des silicates, des sulfates, des carbonates; à côté de la soude, on y rencontre de la chaux, de la magnésie, du fer, de la potasse et de l'alumine.

Elles dégagent de l'azote en grande quantité; de l'acide carbonique à peine, et de l'hydrogène sulfuré; la plupart très-riches en matières organiques.

Il est des eaux fixes et des eaux altérables. Les sulfurées sodiques nous offrent le type des eaux altérables. Elles s'altèrent au contact de l'air avec une telle rapidité qu'elles ne peuvent être saisies dans leur intégrité. Elles rencontrent des éléments d'altération en elles-mêmes (eau et silice), et dans l'air (oxygène et acide carbonique).

La constitution propre des sulfurées sodiques et les phénomènes auxquels elles donnent lieu soulèvent des problèmes de chimie qui ont exercé la sagacité des chimistes les plus autorisés, sans être résolus, et dont nous ne rencontrerons pas les analogues dans les autres familles d'eaux minérales. Je m'efforcerai de donner une idée aussi claire que possible de cette constitution singulière, véritablement protéique, qui change à chaque instant le médicament qu'on a sous les yeux, et qui diffère, non-seulement d'une station à l'autre, mais, dans une même station, d'une source à la source la plus rapprochée.

Parmi les corps divers qui existent dans ces eaux, et que j'ai énumérés, l'attention doit se porter spécialement : 1° sur le principe essentiel de ces eaux, sulfure de sodium; 2° sur la silice qu'elles ont empruntée aux terrains primitifs dont elles émanent; 3° sur le carbonate de soude (dont la proportion et le rôle paraissent très-faibles); 4° en outre sur l'oxygène et 5° l'acide carbonique qu'elles rencontrent dès leur émergence, et quelquefois dans les régions superficielles du sol.

Le principe essentiel des sulfurées sodiques a été considéré par Anglada, et par Filhol, comme un monosulfure de sodium ; par Fontan, Boullay et O. Henry, et aujourd'hui par Garrigou, comme un sulfhydrate de sulfure de sodium, ou en d'autres termes comme un sulfure avec excès d'hydrogène sulfuré. Cette divergence, très-intéressante pour les chimistes, peut être considérée, par nous médecins, comme purement spéculative.

Ce qu'il faut savoir surtout, c'est que l'altération du principe sulfureux commence dès le premier contact avec l'air, et probablement avant, alors que la température et surtout la pression subie dans le parcours viennent à diminuer.

Alors les éléments de l'eau eux-mêmes commencent à réagir sur le sulfure, l'oxygène se portant sur le sodium, l'hydrogène sur le soufre, — soude, hydrogène sulfuré. La soude saisie par l'acide silicique, toujours présent, forme un silicate de soude. — Au contact de l'air l'oxygène active la formation de la soude, décompose l'hydrogène sulfuré et refait de l'eau ; — et le sulfure isolé se combine avec le monosulfure encore intact pour former un polysulfure, puis l'abandonne et dépose du soufre pur; — tandis que l'acide carbonique s'empare de la soude à mesure de sa formation, et même de la soude du silicate sodique, en formant des dépôts de silice.

Tous ces phénomènes s'accomplissent et se succèdent sans interruption; car il s'agit de la formation de corps instables, dont les éléments sont saisis incessamment par des principes qui en sont plus avides les uns que les autres. Je résume ce qui précède.

Le monosulfure tend à disparaître dès qu'il rencontre de l'oxygène pour faire de la soude, de l'hydrogène pour faire de l'hydrogène sulfuré; — la soude ne peut rester isolée en présence de la silice qui s'en empare, et surtout de l'acide carbonique qui chasse cette dernière; — enfin l'hydrogène de l'acide sulfhydrique tend à l'abandonner pour l'oxygène qu'il rencontre; et le soufre mis à nu forme un polysulfure, plus ou moins stable, puis se dépose à son tour comme s'était déposée la silice remplacée par l'acide carbonique.

Mais tel n'est pas encore le terme de ces opérations spontanées. Si le soufre isolé se dépose par masses, une grande partie se combine avec l'oxygène, lequel en fait successivement de l'acide hyposulfureux, puis sulfureux, puis sulfurique, c'est-à-dire de l'hyposulfite, du sulfite et finalement du sulfate de soude. Tel est donc l'état final des eaux sulfurées sodiques abandonnées à l'air. Le sulfure de l'origine est devenu du sulfite de soude. Ces eaux alors ont cessé d'être sulfureuses. Elles ne dégagent plus d'hydrogène sulfuré sensible à l'odorat; elles ne décèlent plus trace de soufre au sulfhydromètre. Ce sont des eaux sulfitées, ce qu'on appelle en hydrologie des *sulfurées dégénérées*.

Les eaux sulfurées sodiques sont très alcalines. Elles bleuissent le tournesol. Cette alcalinité, attribuée par

Longchamps à la soude isolée, appartiendrait d'après Filhol au monosulfure de sodium. Il serait difficile de la rattacher au carbonate de soude qui paraît exister en très-faibles proportions dans ces eaux, avant le contact de l'air, comme le prouve le très-faible dégagement de gaz carbonique. Mais il ne faut pas oublier qu'elles sont devenues, dans le cours de leur dégénérescence, silicatées et carbonatées sodiques, avant de devenir des sulfitées.

De toute cette succession assez confuse de transformations, il nous importe de retenir les suivantes : hydrogène sulfuré, polysulfures, soufre et sulfites, en remarquant qu'elles présentent d'infinies variétés dans les sources diverses d'une région, même les plus rapprochées.

Le dégagement d'hydrogène sulfuré est le phénomène le plus saillant et le plus constant. Il se produit dès l'émergence de l'eau sulfurée, et ne cesse que lorsqu'elle a cessé elle-même d'être sulfurée pour devenir sulfitée. Cet hydrogène sulfuré est un des éléments importants de l'action thérapeutique des eaux de cette classe.

La polysulfuration n'est souvent qu'un phénomène transitoire. Mais elle est quelquefois persistante : ainsi à Baréges, dont les eaux lui empruntent une teinte jaune verdâtre et une activité thérapeutique toute particulière. A Cadéac, les eaux jaillissent à l'état de polysulfure, sans doute par suite de modifications subies dans les couches superficielles du sol (Fontan).

Le soufre qui se dépose en masse n'intéresse pas la thérapeutique. Mais quelquefois il se suspend dans l'eau à l'état de grande division, et forme ainsi des eaux *blanches* dans certaines sources de Luchon, des eaux *bleues* à Ax, lesquelles jouissent de propriétés particulières (sédatives).

Enfin, si la dégénérescence est le terme commun de toutes les eaux sulfurées, il est certaines sources où elle s'opère avec une rapidité et une netteté qui en font une médication toute spéciale. Telles sont certaines sources de Cauterets, et la plupart de celles des Pyrénées-Orientales, comme Amélie, la Preste, Molitg, etc.

Je mentionne pour mémoire la production d'acide sulfurique libre, qui s'observe spécialement à Aix (Savoie).

Si nous envisageons l'ensemble de ces phénomènes, nous devons considérer qu'ils sont inhérents à la nature des sulfurées sodiques, et que le parti qu'on en doit tirer appartient à la pratique même des eaux et regarde la direction du traitement thermal. Cependant il importe de savoir que, si l'on trouve partout (ou à peu près) de l'hydrogène sulfuré, il est des stations où l'on rencontre spécialement des polysulfures (Baréges), des eaux à lait de soufre (Luchon, Ax), des eaux dégénérées (Cauterets et stations des Pyrénées-Orientales).

Enfin, il résulte encore de tout ceci que, au point de vue de l'action thérapeutique d'une eau sulfurée, il importe beaucoup plus de considérer le degré et le caractère de son altérabilité que sa propre teneur en principe sulfureux, telle que la sulfhydrométrie nous permet de la mesurer.

2e Division. — *Eaux sulfurées calciques, ou sulfhydriquées.*

Aix (Savoie) ; Allevard ; Bagnols ; Cambo ; Enghien ; Euzet ; Guillon ; Montmirail ; Pierrefonds ; Puzzichello ; Saint-Honoré ; Schinznach (Suisse).

Fontan avait établi d'une manière frappante les caractères distinctifs des eaux sulfurées sodiques et des sulfurées calciques : tandis que les premières proviennent des terrains primitifs ou de la limite des terrains primitifs et de transition, sont très-faiblement minéralisées, ne contiennent que très-peu de bases calciques et magnésiques, dégagent de l'azote en abondance et à peine de gaz carbonique, renferment une grande quantité de substances azotées (organiques) en dissolution et possèdent des thermalités élevées ; — les secondes proviennent des terrains de transition, secondaires ou tertiaires, sont plus minéralisées, en chlorures particulièrement, ont des bases calciques ou magnésiques prédominantes, dégagent du gaz carbonique en place de l'azote, et sont froides ou à peine thermales.

La formation de ces eaux s'explique de la manière suivante : ce sont des eaux sulfatées calciques (séléniteuses) qui ont rencontré sur leur parcours des matières organiques, particulièrement des tourbes. L'oxygène du sulfate se combine avec le carbone et l'hydrogène de la matière organique pour former de l'acide carbonique et de l'eau, laissant du sulfure de calcium. L'acide carbonique s'empare de la chaux et l'hydrogène du soufre. Le sulfate de chaux primitif a donc fait place à du carbonate de chaux et à de l'hydrogène sulfuré. Ces réactions s'opèrent, non pas au contact de l'air, comme pour les sulfurées sodiques, mais dans le sol lui-même : aussi ces eaux, lorsqu'elles arrivent à la superficie, renferment l'hydrogène sulfuré tout formé, qui se dégage à côté du gaz carbonique : ce sont en réalité des eaux sulfhydriquées. Je ne pense donc pas qu'il y ait lieu d'admettre une division distincte d'eaux *sulfhydriquées*. Les sulfurées calciques sont toutes des sulfhydriquées, et les eaux sulfhydriquées sont toutes des sulfurées calciques, qui ne doivent leur qualité qu'à la production transitoire, et jusqu'à un certain point théorique, de sulfure de calcium.

On ne peut nier que les caractères différentiels assignés par Fontan à ces deux divisions des eaux sulfurées ne soient exacts dans leur ensemble, bien qu'il puisse y avoir des réserves à faire relativement aux conclusions qu'il en avait tirées au sujet de leurs origines respectives. On ne peut nier en particulier que des eaux sulfurées ne puissent se former d'une manière accidentelle, de la manière que je viens d'exposer, et qu'il ne soit même possible d'en provoquer de semblables, d'une façon tout artificielle. Mais les objections que O. Henry, Frémy, Leconte, Filhol, ont adressées à la théorie de Fontan, et les diverses théories qu'ils ont proposées, n'aboutissant pas à une formule déterminée, je pense que nous devons nous en tenir à la caractérisation dont j'ai retracé les traits les plus saillants.

J'ajouterai que les sulfurées calciques se distinguent encore par leur moindre abondance, par un nombre beaucoup plus limité d'émergences rapprochées, par l'uniformité relative de leur type, et conséquemment par des caractères dont la simplicité contraste avec les métamorphoses et les variétés que nous ont offertes les sulfurées sodiques.

ACTION PHYSIOLOGIQUE ET THÉRAPEUTIQUE DES EAUX SULFURÉES.

Le premier effet d'une médication par les eaux sulfurées, considérée dans ses conditions les plus habituelles et les plus simples d'administration, est une double excitation : l'une qui s'exerce sur les organes et les fonctions à l'état physiologique et en accroît l'activité, ainsi : augmentation de l'appétit, rapidité de la digestion, accroissement des secrétions, etc.; l'autre qui se porte sur les phénomènes morbides et tend à les accroître, ainsi, pour la bronchite en particulier, augmente la toux et les sécrétions catarrhales. Ceci ne se fait pas sentir seulement sur les états morbides actuels, mais encore sur les états morbides qui n'existent qu'en puissance : c'est ainsi que se réveillent les douleurs nerveuses, goutteuses, les manifestations herpétiques ou syphilitiques.

Nous trouvons dans l'excitation physiologique les éléments d'une action reconstituante, et dans l'excitation pathologique les éléments d'une action substitutive. La première paraît se faire sentir spécialement sur le système nerveux, la seconde principalement sur les membranes tégumentaires interne et externe, avec une tendance précise à se marquer vers la périphérie. Il y a, dans l'action des sulfurées, quelque chose de superficiel, à quoi nous ne saurions limiter leur portée, mais que nous devons retenir, pour y opposer ce que nous aurons à remarquer près d'autres familles d'eaux minérales.

Ceci nous conduit d'abord à l'opportunité des eaux sulfurées chez tous les organismes affaiblis, torpides, lymphatiques, scrofuleux, et à leur contre-indication chez les organismes excitables et particulièrement névropathiques. Ces éléments d'indication et de contre-indication ne seront jamais oubliés, tout en tenant compte des atténuations que présentent, eu égard à leurs caractères généraux, certaines sources et certaines eaux, par suite de modifications essentielles ou acquises dans leur constitution chimique.

Il semble que nous trouvions également, dans leur action substitutive, une indication de leur opportunité d'application aux maladies des surfaces tégumentaires, de la peau et des muqueuses, mais des muqueuses les plus superficielles, ainsi des voies respiratoires et des organes génitaux : mais ici des explications sont nécessaires.

Que l'irritation substitutive soit un des éléments d'action des sulfurées dans les inflammations chroniques, ou catarrhales, des muqueuses auxquelles elles sont appropriées, il n'y a pas à en douter. Mais en est-ce un élément nécessaire? Je ne le crois pas. Dans certaines circonstances, je pense que c'est un procédé que l'art emploie, ou même la nature à son insu : mais dans beaucoup d'autres il ne se fait pas sentir, et même doit être évité. Je considère qu'il faut admettre une action spéciale des eaux sulfurées sur les catarrhes des membranes muqueuses, très-spécialement de l'appareil respiratoire. Il faut remarquer à ce sujet que la muqueuse bronchique est touchée par la médication de deux côtés à la fois, sur sa face libre par l'inhalation spontanée, inséparable de l'administration des sulfurées, et sur sa face profonde, en raison de l'élimination par l'appareil respiratoire du soufre existant dans l'économie.

Quelle peut être cette action spéciale? Les thérapeutistes attribuent à l'hydrogène sulfuré une action hyposthénisante. D'un autre côté les observateurs spéciaux déclarent que les eaux sulfurées, si elles sont excitantes de l'innervation, sont sédatives de la circulation sanguine qu'elles ralentissent. Je ne sais trop quel profit nous pourrons tirer de ces observations. Quelle part attribuer à l'action sédative dans des maladies anciennes, torpides, et qui ont souvent besoin de retrouver une certaine acuité? Quant à la sédation particulière de la circulation, il faut qu'elle ne se trouve pas incompatible avec l'excitation du système nerveux, l'irritation substitutive, quelquefois avec la fièvre thermale? Un mot sur la *fièvre thermale*. La fièvre thermale passe pour être un des termes naturels de l'action curative des eaux minérales. C'est une erreur. La fièvre thermale, même prise dans l'acception la plus réduite, n'est qu'un accident, qui peut survenir après la première période du traitement thermal, mais qui manque le plus souvent, et qu'on doit toujours chercher à éviter.

Il convient d'en rapprocher la *poussée*, à laquelle les médecins souvent, et les malades toujours, ont attaché une grande importance. Il s'agit de manifestations cutanées ou sous-cutanées, éruptions, furoncles, qui surviennent pendant le cours ou à la suite du traitement thermal. La poussée, dans certaines dermatoses, peut représenter une irritation substitutive. Dans d'autres cas, elle peut exercer le rôle d'une révulsion cutanée. Ces effets varient beaucoup, suivant la qualité de l'eau minérale, surtout la température des bains, et suivant la disposition du sujet. Si elle est excessive, c'est un accident. Dans tous les cas, c'est une conséquence du traitement qu'il faut accepter, et qui pourra n'être pas toujours par elle-même sans utilité, surtout dans les cas où elle viendrait à revêtir effectivement un caractère éliminateur. Il est certain du reste que c'est près des eaux sulfurées que la fièvre thermale et la poussée s'observent le plus communément, si l'on excepte, pour cette dernière, les eaux chlorurées fortes, et surtout les eaux mères.

On voit combien sont complexes, et combien échappent aux déterminations précises, les questions relatives au mode d'action des eaux minérales, car des difficultés analogues se rencontrent auprès de la plupart d'entre elles. Que serait-ce, si nous entrions dans le détail des applications ? Ainsi, près de certaines eaux sulfurées, ces actions excitantes, substitutives, révulsives, s'effacent complétement et les conditions d'excitabilité constitutionnelle qui contre-indiquent les eaux sulfurées en général rencontrent de salutaires applications auprès de quelques-unes d'entre elles, Saint-Sauveur, par exemple, et certaines sources de Cauterets, de Luchon ou d'Ax. J'aurai à m'arrêter plus tard sur ces questions d'application.

Une autre complication se présente dans l'analyse thérapeutique des sulfurées. Ces eaux ne sont pas seulement sulfureuses; elles sont sodiques aussi, ou, si l'on veut, alcalines. Tant qu'elles conservent le degré de stabilité qu'il leur est possible d'affecter, cette qualité alcaline est dominée par la qualité sulfurée, et je crois que quelques observateurs se sont singulièrement exagéré la part qui lui revient dans leurs attributions thérapeutiques. Mais nous savons que les sulfurées sodiques, quelques-unes surtout, s'altèrent avec une extrême facilité, et que le résultat de cette altération est la disparition de l'élément sulfureux et la mise en saillie de l'élément alcalin, ou sodique. Ce ne sont plus alors des eaux sulfurées, mais des eaux sodiques (sulfurées), et dont les applications tendent à se rapprocher alors de celles des eaux essentiellement sodiques, des bicarbonatées. Mais ce serait une erreur encore de les identifier avec ces dernières.

Rapprochons des considérations précédentes les spécialisations que j'ai attribuées aux sulfurées.

Les applications spéciales des sulfurées, celles qui leur appartiennent en propre, sont relatives à l'herpétisme et aux dermatoses, ainsi qu'aux catarrhes de l'appareil respiratoire.

L'action substitutive peut être invoquée dans le traitement de certaines dermatoses. Mais il ne saurait en être de même à propos de l'herpétisme. Or, avant de chercher à déterminer l'action des sulfurées dans l'herpétisme, il faudrait avoir déterminé ce qu'est l'herpétisme lui-même. C'est là précisément un des sujets les plus obscurs de la pathologie. Sans doute il faut reconnaître que dans certains cas d'herpétisme l'action élective des sulfurées sur la peau parvient à supprimer des actes pathologiques internes, en ramenant des manifestations périphériques. Mais il y a dans la médication sulfureuse une action plus directe sur l'herpétisme lui-même. Contentons-nous pour le moment de rappeler l'affinité thérapeutique du soufre pour les dermatoses.

Nous devons reconnaître également une action élective des sulfurées sur la muqueuse de l'appareil respiratoire, action directe et qui se double de l'action de la médication sur l'état constitutionnel, double action assez déterminée pour que les sulfurées, qui sont des eaux peu résolutives, ou plutôt peu fondantes, comparées à d'autres eaux minérales, réussissent à résoudre très-rapidement des engorgements pulmonaires.

Les applications communes des sulfurées au lymphatisme, à la syphilis, à la scrofule, paraissent sous la dépendance du mode particulier de leur action reconstituante. Il faut également tenir compte de l'action élective des sulfurées sur les déterminations périphériques, siége des manifestations les plus familières à ces états constitutionnels.

Pendant longtemps, et jusqu'à ce que nous connussions en France, un peu tardivement, la véritable spécialisation des chlorurées au sujet de la scrofule, le traitement de cette dernière était dévolu aux sulfurées. Il est nécessaire d'insister sur ce point : c'est que les eaux sulfurées, très-efficaces contre certaines déterminations de la scrofule, surtout les déterminations périphériques, ce qu'on a appelé les scrofulides muqueuses et cutanées, n'exercent au sujet de la scrofule elle-même et de ses déterminations profondes, glandulaires, celluleuses et osseuses, qu'une action relativement faible, et qui ne saurait être comparée à celle des chlorurées.

Leur action sur la chlorose est également complexe. Quant au rhumatisme, c'est à leurs thermalités élevées que les sulfurées doivent leurs excellentes appropriations. J'exposerai plus tard la part spéciale qui leur revient dans le traitement du rhumatisme.

Enfin, j'ai rangé parmi les applications secondaires le parti que l'on tire des sulfurées dans le traitement des métrites chroniques, des maladies chirurgicales, des catarrhes urinaires, de la dyspepsie.

C'est surtout par leurs propriétés reconstituantes qu'elles interviennent dans la métrite et les maladies chirurgicales. C'est à titre d'alcalines, et après leur dégénérescence, qu'elles s'appliquent aux maladies de l'appareil urinaire. Enfin leur utilité dans la dyspepsie est assez indirecte, un peu banale, car presque toutes les eaux minérales en revendiquent une pareille, et il faut faire la part des conditions hygiéniques particulières qui appartiennent à la plupart d'entre elles.

Il me reste à exposer les caractères communs et différentiels des sulfurées sodiques et des calciques.

Pour ce qui revient à leur qualité sulfureuse, les appropriations des unes et des autres sont fort rapprochées, sauf que les sulfurées calciques fournissent en général des médications, peut-être plus actives quant à l'action directe du principe sulfureux en tant que le représente l'hydrogène sulfuré, puisqu'elles sont plus sulfhydriquées, maïs beaucoup moins énergiques que les sulfurées sodiques, au point de vue de leur action générale, ce qui est dû précisément à leur qualité calcique, le degré d'activité thérapeutique des eaux minérales se trouvant partout relatif à leur qualité sodique; ce qui est dû également à leur faible thermalité, laquelle amoindrit singulièrement leurs applications au rhumatisme, à la syphilis, à la scro fule, aux traumatismes, ce qui est dû encore aux con ditions topographiques moins favorables que possè dent la plupart d'entre elles.

Mais ce qui distingne particulièrement ces deux di visions des sulfurées, ce sont les qualités sodiques o alcalines que la dégénérescence développe dans le sodiques, et dont les calciques sont totalement dé pourvues.

STATIONS SULFURÉES SODIQUES.

Je passerai en revue les principales stations au quelles on pourra avoir à recourir dans la pratique Je ne ferai pas l'histoire de chacune d'elles : ceci e l'affaire d'un traité des eaux minérales. Mon obj n'est pas davantage d'exposer toutes les application dont chacune peut être l'objet. Je renvoie sur ce suj aux considérations précédentes sur les propriétés gé nérale des sulfurées, et surtout à la partie thérapeu tique de ce cours. Je devrai me contenter de quelque renseignements typiques, et de marquer chacune d'elle de son caractère le plus saillant. Je rappellerai qu mon but n'est pas de faire l'histoire des stations ther males, mais de mettre l'élève et le praticien à mêm de connaître le meilleur emploi qu'on peut en faire Je devrai pour les mêmes raisons m'en tenir aux sta tions que leur notoriété impose particulièrement notre attention.

Il serait difficile d'établir des groupes distinct parmi les sulfurées sodiques, si ce n'est pour les eau altérables des Pyrénées-Orientales. La plupart garder une physionomie propre, tout en confondant leur propriétés dans un cercle déterminé et commun.

Trois stations se présentent d'abord qui, par l

multiplicité et la variété de leurs sources, semblent reproduire à elles seules toute la gamme des sulfurées. C'est Luchon, Ax et Cauterets.

LUCHON (Haute-Garonne). Altitude 692m. 50 sources de 28 à 68° ; plus de la moitié au dessus de 50° [1].

Lambron détermine de la manière suivante l'action des sources de Luchon, très-spécialement employées en bains.

Ferras et *Bosquet*, sources *douces* et à *sulfuration légère*. Leur action les fait plus particulièrement employer au début du traitement balnéaire.

La *Blanche*, source *douce*, avec du *soufre en suspension*. L'eau du bain est laiteuse : c'est une véritable émulsion de soufre en nature. Cet état particulier du principe sulfureux est souvent très-utile chez certaines personnes nerveuses, et dans quelques affections de la peau.

Bosquet et *Bordeu*, sources *douces* et à *sulfuration moyenne*. Par suite de la décomposition de leur monosulfure de sodium, elles renferment beaucoup d'acide sulfhydrique qui leur donne une action calmante et sédative.

Richard supérieure et *Richard inférieure*, sources à *sulfuration forte, sans action excitante* marquée. Plus particulièrement appliquées aux maladies rhumatismales et aux maladies de la peau.

Grotte supérieure et *Grotte inférieure*, sources *légèrement excitantes* et à *sulfuration forte*. Les deux actions principales des eaux sulfureuses , *excitation* et *sulfuration*, se trouvent ici réunies.

La *Reine*, source *très-excitante*, quoique à *sulfuration moyenne*. Cette source est très-énergique.

1. Lorsqu'une même station présente des thermalités différentes, on doit considérer les sources les plus chaudes comme les plus actives, les plus abondantes, en un mot les plus caractéristiques.

L'installation thermale offre à Luchon de grandes proportions. Toutes les applications de la médication sulfureuse peuvent y être réalisées. Cependant on ne retrouve pas à Luchon de représentation précise ni des eaux polysulfurées de Baréges, ni de la source *Vieille* de Bonnes, ni même de la *Raillère* de Cauterets, ni enfin des sources dégénérées des Pyrénées-Orientales.

Ax (Ariége). Altitude 720m; 40 sources de 14 à 77°, dont 13 de 40 à 50° et 11 de 60 à 77°.

Ax peut être placée absolument auprès de Luchon pour le nombre, les températures et les variétés de ses sources. Ses eaux *bleues* correspondent aux eaux *blanches* de Luchon. Les applications de ces deux stations paraissent identiques. L'établissement thermal est également installé sur une grande échelle; mais les habitudes y sont plus modestes et plus paisibles.

Cauterets (Hautes-Pyrénées). Altitude 992m; 22 sources, de 31 à 60° (*les Œufs*).

Ces sources, divisées en trois groupes, alimentent une série d'établissements dont les principaux sont : groupe de l'est : le grand établissement, *César* et *les Espagnols*, au centre de la ville; groupe du sud : *la Raillère,* à 258 mètres de Cauterets, de l'autre côté du Gave; groupe de l'ouest, *les Œufs*, magnifique et récente installation.

Ces eaux, moins sulfurées que celles de Luchon, s'altèrent plus rapidement, dégagent moins d'hydrogène sulfuré, et restent en conséquence, après leur dégénérescence, plus riches en hyposulfite de soude (Filhol). Cauterets est, de toutes les stations du centre des Pyrénées, celle où l'on peut le mieux utiliser les eaux sulfitées ou dégénérées, ce qui les rapproche, en cela, des eaux des Pyrénées-Orientales.

Les eaux de Cauterets participent à la multiplicité

d'applications des stations précédentes. Les sources de *César*, des *Espagnols* et du *Pré* sont les plus actives et d'une action plus immédiate; les sources du *Petit-Saint-Sauveur*, du *Rocher* et de *Rieumizet*, moins chaudes et sédatives ; le *Mauhourat* est surtout une eau digestive ; la *Raillère*, dont les effets sont plutôt consécutifs (Moinet et Gonet), possède une grande notoriété dans les affections catarrhales du gosier et des bronches.

Au point de vue de la multiplicité et de la variété des applications, Cauterets présente des ressources infinies. On y fait un usage particulier de demi-bains révulsifs, c'est-à-dire de la partie inférieure du corps.

EAUX-BONNES (Basses-Pyrénées). Altitude 703 m. 5 sources de 12 à 32° (source *Vieille*).

La constitution des Eaux-Bonnes, sur laquelle nous possédons les analyses, assez différentes, de Filhol, de Garrigou et de Willm, présente des conditions assez distinctes des autres sources pyrénéennes : une sulfuration sodique franche, il est vrai, mais une proportion beaucoup plus élevée de chlorures sodiques, une absence presque complète de carbonate et de silicate sodique, des bases calciques plus élevées, et une minéralisation plus marquée (Luchon 0,2 ; Cauterets 0,1 ; Eaux-Bonnes 0,5). Ce sont donc des eaux peu alcalines, assez chlorurées (relativement), lentement altérables, et enfin privées d'une haute thermalité.

On les utilise à peine en bains. Leur peu d'abondance a pu contribuer à en restreindre ainsi les applications. (Il en était sans doute autrement à l'époque où elles portaient le nom d'*Eaux d'arquebusade*). Ces applications se trouvent à peu près limitées à l'angine pharyngée, la bronchite, l'asthme et la phtisie pulmonaire (Leudet). L'attribution spéciale de Bonnes à la phtisie est trop notoire pour qu'il soit nécessaire d'y insister. Ses indications particulières sur ce sujet délicat seront ultérieurement étudiées. Quant à la légitimité de cette spécialisation, parmi tant d'autres eaux sulfurées, elle pourrait trouver son application dans la constitution toute particulière des Eaux-Bonnes.

Baréges (Hautes-Pyrénées). Altitude 1232^m. 15 sources de 29 à 45° (*Tambour*).

Ce qui caractérise les eaux de Baréges, c'est leur stabilité relative, attribuée par Filhol à leur faible proportion en silice. Elles dégagent donc peu d'hydrogène sulfuré, et, tout en subissant à un certain degré la dégénérescence commune des sulfurées en hyposulfite de soude, elles gardent dans le bain un monosulfure et surtout un bisulfure qui leur communiquent une teinte verdâtre.

Les eaux de Baréges représentent surtout une médication externe d'une grande énergie, et qui convient particulièrement aux scrofules profondes, surtout postérieures à la puberté, aux vieux traumatismes, au rhumatisme, à la syphilis et à certaines dermatoses. Ici, et par exception, plus d'applications aux maladies de l'appareil respiratoire, qui en forment au contraire la principale contre-indication (Armieux).

Toutes les anciennes descriptions du Baréges balnéaire doivent être effacées. Cette station possède depuis quelques années deux établissements thermaux, civil et militaire, dignes de sa vieille renommée.

Saint-Sauveur. — Eaux-Chaudes.

Saint-Sauveur est à une faible distance de Baréges; les Eaux-Chaudes sont encore plus rapprochées de Bonnes, dont elles forment en quelque sorte le complément balnéaire. Je réunis ces deux stations, parce qu'elles ont des applications particulières et très-voisines. Ce sont des eaux très-peu excitantes, sédatives même, surtout Saint-Sauveur, qui ne s'adresse guère qu'aux névroses et aux maladies utérines. Ici la source de l'établissement spécial de la *Hontalade* est consacrée à la dyspepsie. Les Eaux-Chaudes, dont les applications habituelles sont plus étendues, représentent une médication sulfurée adoucie. L'une et l'autre dégagent très-peu d'hydrogène sulfuré. Leur analyse n'a pas encore fourni l'explication du caractère particulier de ces deux stations, dont il faut noter seulement la température modérée, de 19 à 35° pour Saint-Sauveur, de 10 à 36° pour les Eaux-Chaudes.

Eaux des PYRÉNÉES-ORIENTALES.

Ces eaux offrent comme caractère commun des qualités sensiblement moins excitantes que celles de la plupart des sulfurées, et une tendance toute particulière à la dégénérescence, c'est-à-dire à la transformation complète en hyposulfites. On remarquera encore leur abondance extraordinaire, bien que leurs émergences soient moins multipliées, et leur richesse incroyable en matières organiques.

AMÉLIE. Altitude 278m, située à l'extrémité de la chaîne des Pyrénées opposée aux Eaux-Bonnes, est devenue, bien que d'une date assez récente, une des stations les plus considérables de cette région. Une vingtaine de sources, de 20 à 60°, deux établissements balnéaires importants, et un magnifique hôpital militaire.

LE VERNET, à peu de distance d'Amélie, mais à 620m d'altitude, possède également des sources multipliées, dans des limites à peu près identiques de température.

Ces deux stations se prêtent à la généralité des applications des sulfurées, catarrhes, dermatoses, syphilis, lymphatisme, rhumatisme, sans posséder l'énergie de Baréges ni des sources fortes de Luchon et de Cauterets. Amélie, siége d'un hôpital thermal militaire, comme Baréges, se prête également au traitement des suites de traumatismes. Mais les sujets de leurs applications respectives ne doivent pas être les mêmes. Pour ceux qui sont simplement affaiblis, atoniques, à plaies languissantes, Amélie conviendra parfaitement ; mais pour les constitutions scrofuleuses, les altérations des os, les empâtements musculaires ou périarticulaires, Baréges sera beaucoup plus efficace. En un mot, Baréges attire, parmi les sulfurées, des indications analogues à celles que les eaux chlorurées attirent parmi les autres classes d'eaux minérales.

Des conditions topographiques particulières ont permis de faire d'Amélie et du Vernet des stations d'hiver, que pourront faire rechercher, dans certains cas, l'éloignement de la mer, la présence d'eaux et d'émanations sulfureuses, une certaine altitude, très-modérée à Amélie.

Je dois encore mentionner, dans cette même région, les stations d'Olette, de Molitg et de la Preste, toutes dignes d'être recherchées plus qu'elles ne le sont effectivement. Il est vrai que leurs abords, très-facilités aujourd'hui, laissaient un peu à désirer.

Les eaux véritablement torrentielles d'Olette sont formées par des sources multipliées, dont la sulfuration est en raison de leur thermalité, laquelle mesure de 27 à 78°. Toutes ces sources n'atteignant pas cette dernière température, d'un emploi difficile, les eaux d'Olette présentent des applications très-étendues, et qui les rapprochent des stations les plus considérables des Pyrénées.

Molitg et la Preste possèdent chacune une notoriété particulière, tout en pouvant étendre leurs applications au-delà de celle-ci. La première convient spécialement aux dermatoses, et la seconde aux catarrhes, simples ou graveleux, des voies urinaires.

D'une thermalité modérée, 36° à Molitg, de 37 à 40° à la Preste, ces appropriations paraissent devoir être attribuées, au moins en partie, au caractère onctueux et sédatif de la matière organique de Molitg (*bains des délices*), et à la dégénérescence très-complète de la Preste dans ses modes d'emploi.

CHALLES (Savoie), froides. Ces eaux, qui n'avaient guère encore été employées qu'en boisson, et plutôt à distance que sur place, possèdent actuellement une installation thermale. Leur composition est remarquable. Elles ont une sulfuration sodique très élevée, et ce qu'elles renferment en chlorure sodique, en bicarbonates terreux, en iode particulièrement (circonstance très-rare), et en brome, outre une certaine proportion de sulfate et de silicate sodiques, le tout ne dépassant pas 0 gr, 8 de minéralisation, leur assigne un caractère médicamenteux très important. Elles possèdent en outre une stabilité remarquable après la transformation (Willm).

STATIONS SULFURÉES CALCIQUES.

Les eaux sulfurées calciques ne possèdent qu'un petit nombre de stations, qui font comme un appendice à la grande médication sulfurée sodique, et qui présentent aussi de très-intéressantes applications.

ENGHIEN (Seine-et-Oise), à la porte de Paris, froide. Établissement très-complet et très-beau, où l'on peut combiner l'hydrothérapie avec la médication sulfureuse. Je n'ai rien à ajouter à ce que j'ai dit plus haut des applications des sulfurées calciques de ce qu'elles retiennent des sulfurées sodiques et de ce qui leur manque, les eaux d'Enghien étant un représentant très complet et très actif des sulfurées calciques.

Pierrefonds (Oise), froide, peut être rapprochée d'Enghien dans ses applications. L'installation y est dans de moindres proportions.

Bagnols (Lozère), de 31 à 42°, pourvue d'installations très-complètes, présente les appropriations communes des sulfurées calciques.

Saint-Honoré (Nièvre), de 16 à 31°, emprunte un intérêt particulier à sa situation géographique exceptionnelle. Cette station convient très-bien aux maladies de l'appareil respiratoire, et possède, dans de modestes proportions, une excellente installation.

Ces deux dernières stations ont été rangées, jusqu'à présent, parmi les sulfurées sodiques. Mais le caractère indécis de leur sulfuration, lequel réclamerait des analyses plus précises, m'a paru de nature à les faire rattacher plutôt aux sulfurées calciques, ou sulfhydriquées.

Allevard (Isère), Une source à 24°. Le traitement des maladies des voies respiratoires y a pris en particulier un grand développement. L'inhalation dite *froide*, c'est-à-dire réalisant la conservation intégrale des principes minéralisateurs, sans mélange de vapeurs, y est installée d'une manière supérieure, grâce aux ingénieux appareils de brisement dus au Dr Niepce. Ces eaux sont encore remarquables par la durée de leur parfaite conservation en bouteilles.

Euzet et les Fumades (Gard), froides. Ces eaux, qui renferment une notable proportion de sulfate calcique, sont notablement bitumineuses, ce qui leur assigne une place à part parmi les sulfurées calciques.

Aix (Savoie), que Filhol avait cependant considérée comme sulfurée sodique et primitive, se distingue absolument des sulfurées sodiques des Pyrénées par la proportion de son gaz carbonique et de ses bases calciques.

Deux sources d'une extrême abondance, dites eau le *soufre* et eau d'*alun*, ont une température de 43 à 45°. Elles ne représentent certainement pas une médication sulfureuse énergique, et c'est principalement à l'emploi de leur thermalité et à leurs modes particuliers d'application qu'il faut attribuer leurs remarquables appropriations, lesquelles ont très-particulièrement le rhumatisme articulaire ou musculaire pour objet. Il importe de se tenir en garde contre l'usage abusif qui peut facilement y être fait de thermalités élevées et d'engins très-énergiques. La médication à proprement parler sulfureuse est représentée, dans cette station, par la source très-voisine de MARLIOZ, sulfurée sodique.

SIXIÈME LEÇON

Famille des chlorurées.

4 CLASSES.

Chlorurées sodiques simples, — chlorurées sulfurées, — chlorurées bicarbonatées, — chlorurées sulfatées.

1re CLASSE.

Chlorurées sodiques simples.

La classe des chlorurées simples n'a pas de divisions : toutes sont à bases sodiques.

Balaruc ; Bourbonne ; Bourbon l'Archambault ; Hammam-Mélouane; Lamotte; Moutiers; Salins; Salies; Bourbon-Lancy.

Ces eaux proviennent de dépôts houillers profonds

ou d'amas de sel gemme superficiels, lesquels servent encore, près de quelques-unes, à l'exploitation de salines industrielles. Telles sont les eaux de Salins, de Salies, et de Kreuznach (Allemagne); toutes froides, très-chargées en sel et très-peu carboniques, et les eaux thermales de Moutiers.

Les eaux chlorurées présentent des contrastes frappants avec celles qui viennent d'être étudiées. Autant nous avons vu les sulfurées altérables et variables, autant les chlorurées sont stables et uniformes. Autant les sources sulfurées se multiplient autour d'un même point, autant celles-ci sont rares; et si les premières nous ont offert les exemples des plus faibles minéralisations, ici au contraire nous rencontrerons des minéralisations massives et exceptionnelles.

La constitution chimique des chlorurées est très-simple. Auprès des chlorures presque exclusivement sodiques, habituellement en grande prédominance, quelques sulfates et bicarbonates; auprès des bases sodiques toujours très-prédominantes, un peu de chaux et de magnésie, que les analyses partagent entre les chlorures, les sulfates et les bicarbonates. L'iode est à peine indiqué. Le brome lui-même n'est signalé, en très-faible proportion, que dans un petit nombre d'analyses. La plupart de celles-ci auraient du reste besoin d'être révisées. Presque toutes les chlorurées sont légèrement ferrugineuses. Quelques-unes renferment du gaz carbonique dans des proportions extraordinaires, d'autres en sont presque totalement dépourvues.

Les chlorurées ne sauraient être distinguées entre elles que suivant : leur température, leur degré de minéralisation et leur qualité carbonique.

Il en est d'absolument froides, comme Salins et Salies; mais beaucoup ont de hautes thermalités, ırbonne 59°, Lamotte 60, Balaruc de 40 à 50. ,eur minéralisation ne varie pas moins : de moins 2 gr en chlorures Bourbon-Lancy, à 6 gr Bourbonne, Balaruc, près de 30 gr Salins, plus de 200 gr Salies. .a présence du gaz carbonique offre ceci d'intéres- qu'elle facilite l'usage interne de ces eaux. Les ıx de salines froides, de Salins et de Salies en con- ınent fort peu, Kreuznach un peu davantage. Bour- ıne, Lamotte, Balaruc sont suffisamment gazeuses, nme Wiesbaden et Baden-Baden. Mais il est encore Allemagne des chlorurées froides, Kissingen, Hom- ırg, ou thermales, Nauheim, qui renferment des ıntités extraordinaires de ce gaz, à l'état libre, et partie à l'état de bicarbonate de chaux, sel très- ˈrable, et que l'on ne doit considérer que comme générateur de gaz carbonique, ce qui me paraît rôle le plus important qu'il ait à jouer dans les ıx minérales. Il ne faut pas confondre ces eaux :c les *chlorurées bicarbonatées*, qui forment la classe : elles ont de commun avec elles la qualité ·bonique ; mais la qualité bicarbonatée des pre- ères, exclusivement calcique, est trop faible et fu- :e pour être mise en ligne de compte.

)n emploie près de quelques stations, en particulier ins et Salies en France, Kreuznach et Nauheim en emagne, les *eaux mères*. C'est le résidu d'évapora- n des salines où l'on exploite le chlorure de sodium. résidu renferme à un degré de concentration con- érable les principes solubles dont le sel marin st séparé en se cristallisant, et dont le rapproche- :nt communique aux eaux mères des propriétés :rapeutiques très-accusées. Très-riches encore en lorures, l'iode ne s'y retrouve guère plus que dans ıu minérale elle-même; mais le brome s'y con- ıtre en proportion notable.

Ces eaux mères ne s'emploient qu'en bains, de 5 à 10 litres, rarement au delà, dans 250 à 300 litres d'eau; de 1 à 4 litres dans une baignoire d'enfant. Leur activité thérapeutique est considérable et semble apporter à l'efficacité des eaux minérales un élément nouveau. Il importe de savoir que leur usage n'appartient pas exclusivement aux stations thermales, et que l'on n'en tire certainement pas, dans la pratique usuelle, tout le parti que l'on pourrait faire.

L'eau de la mer n'est autre chose qu'une eau chlorurée sodique. Elle se distingue, parmi les eaux de cette classe, par une grande prédominance de chlorure sodique (27 gr par litre), des sulfates, très-peu de carbonates, des bases sodiques et magnésiques. La chaux et l'iode s'y reconnaissent à peine : ces principes ne s'y retrouvent, le premier que dans les crustacés et les coquillages, et l'iode dans les plantes marines ; mais le brome s'y rencontre en proportion notable, et on y a décelé la présence de la lithine.

ACTION PHYSIOLOGIQUE ET THÉRAPEUTIQUE DES CHLORURÉES.

L'analyse thérapeutique des eaux chlorurées ne s'adresse qu'à des éléments assez simples. La constitution d'une eau chlorurée demeure toujours identique, grâce à sa stabilité, et la prédominance du chlorure de sodium se dégage très-nettement. Nous ne pouvons nous arrêter, pour les rapprocher des applications essentielles de ces eaux, aux quelques sulfates, à la silice, au fer, à la magnésie, au bicarbonate calcique qui l'accompagnent. Quant au gaz carbonique, s'il mérite une attention plus spéciale, la grande activité thérapeutique des eaux qui en sont le plus dépourvues fait bien voir qu'il ne prend une part directe qu'à des applications secondaires. Cependant il faut admettre que ce n'est qu'à ces rapprochements, et peut-être à d'autres que nous ne soupçonions pas, que ce chlorure doit de présider aux actions thérapeutiques qui vont être exposées, et qui sont telles, ceci est bien digne d'attention, qu'il semble que l'on ait affaire à une médication essentiellement iodurée ou bromurée, alors que l'iode et le brôme, le premier surtout, s'y laissent à peine déceler.

L'administration banale, prise indépendamment des modes particuliers qu'elle peut affecter, des chlorurées, détermine, comme chez les sulfurées, des phénomènes d'excitation physiologique : l'appétit augmente, ainsi que les sécrétions cutanée et urinaire, l'activité musculaire est accrue, le sommeil est agité. Tels sont les premiers effets, à peu près communs à tous les traitements thermaux, d'autant plus prononcés qu'il s'agira en particulier de bains plus minéralisés et de températures plus élevées. Si cette excitation est poussée trop loin, la fièvre thermale des sulfurées sera plutôt remplacée par de l'embarras gastrique. Ici encore nous voyons se réveiller des déterminations éteintes ou larvées, des douleurs, des manifestations cutanées, etc.

L'excitation des sulfurées paraît se porter surtout sur l'innervation. Celle des chlorurées se porte surtout sur la circulation. Bien que quelques observateurs croient avoir également reconnu un ralentissement de la circulation, ce qui paraîtrait moins avéré que pour les précédentes, les chlorurées sont en réalité un stimulant de la circulation, mais très-spécialement de la circulation abdominale. Elles sont remarquablement tolérées par les apoplectiques, sous des formes et à des températures où les sulfurées seraient inapplicables ; mais ce sont des eaux ménorrhagiques et hémorrhoïdaires. Ce sont aussi des eaux laxatives, mais d'une manière très-infidèle, car quelquefois elles constipent ; et l'action laxative appartient surtout aux chlorurée froides ou refroidies. Enfin ce sont des eaux résolutives et fondantes.

J'ai essayé de comparer l'action des chlorurées à celle des sulfurées, et de préparer ainsi aux applications qui leur sont communes, comme à celles qui leur sont distinctes. Mais elles s'en distinguent encore en ceci. Elles sont reconstituantes comme elles. Mais, dans l'action reconstituante des sulfurées, nous saisissons surtout l'excitation du système. Ici, il y a quelque chose de plus. Les chlorurées introduisent dans l'organisme un des éléments considérables de sa propre constitution, le chlorure de sodium. J'ignore quelle en est la véritable signification. Il serait incomplet de dire qu'elles introduisent un élément devenu insuffisant. C'est un fait que je constate. Or, les attributions spéciales des eaux de cette classe vont nous montrer, mieux que toute considération plus ou moins spéculative, dans quel sens s'opère cette reconstitution. Il semble qu'elle s'adresse spécialement aux systèmes lymphatique et glandulaire. Je dis *il semble* parce que ceci peut se déduire plutôt de leurs application cliniques que d'observations physiologiques directes. Cependant je crois qu'il y a là un point de vue qui ne doit pas être négligé.

Les eaux chlorurées sont des eaux altérantes, et altérantes de la scrofule. Voici une des spécialisations les plus formelles de la médication thermale.

J'ai dit précédemment que les sulfurées conviennent parfaitement à certaines déterminations de la scrofule, surtout les déterminations muqueuses et dermatosiques, mais qu'elles sont insuffisantes au sujet de la diathèse elle-même. C'est à celle-ci, précisément, que s'attaquent les chlorurées, et aux déterminations profondes de la diathèse, à l'écrouelle, aux altérations du tissu cellulaire, des os et des articulations.

Leurs applications *communes* sont relatives au rhumatisme, pour celles de haute thermalité, avec les appropriations spéciales qui seront exposées plus loin; aux maladies chirurgicales, comme les sulfurées, en vertu de leurs qualités reconstituantes et de propriétés cicatrisantes qu'elles partagent avec elles. Et, pour les blessures de guerre, si nous venons à comparer Bourbonne à Amélie, et à rapprocher la pratique de leurs établissements militaires, tout en reconnaissant qu'ils peuvent dans bien des cas se suppléer l'un l'autre, je ferai remarquer que Bourbonne convient beaucoup mieux qu'Amélie aux suites de fractures et de luxations, roideurs, empâtements, cals volumineux; et qu'Amélie doit être plutôt adressée aux désordres fonctionnels qui suivent les traumatismes, Bourbonne aux altérations de tissu.

Les paralysies cérebrales, ou hémiplégies, trouvent ici une médication très-appropriée. Il est assez difficile de l'expliquer. Ce n'est pas en raison de leurs propriétés purgatives, ni de leur thermalité, car, à température égale, les sulfurées leur conviennent beaucoup moins, les bicarbonatées nullement, et les indéterminées sont insuffisantes. Enfin les chlorurées interviennent utilement dans l'état hémorrhoïdaire et la pléthore abdominale, ce qu'elles partagent avec les bicarbonatées sodiques.

Comme applications secondaires, nous noterons certaines dermatoses, l'hypochondrie qui se rattache à la pléthore abdominale, la syphilis, devant laquelle elles ne valent généralement pas les sulfurées, et enfin les dyspepsies stomacales et intestinales, pour celles qui sont suffisamment riches en gaz carbonique, mais très-spécialement les dyspepsies stomacales ou intestinales, pituiteuses ou catarrhales.

J'ai dû mentionner les stations chlorurées de l'Allemagne, en raison de leur notoriété assurément très-légitime, bien qu'exagérée sur certains points, mais pour montrer surtout que nous possédons des équivalents très-complets de la médication qu'elles représentent. Les Allemands en font, dans les maladies de l'appareil digestif, du foie et de la circulation abdominale, un grand usage, que permet leur richesse en gaz carbonique, et auquel sont loin de se prêter nos sources chlorurées simples. Mais cela tient à ce que l'Allemagne est à peu près dépourvue des eaux bicarbonatées sodiques (qui constituent avec les sulfurées sodiques la grande richesse thermale de la France), et auxquelles reviennent le plus directement de telles applications. Ce n'est donc pas, il faut bien le comprendre, un témoignage de la supériorité des sources allemandes sur les nôtres, mais plutôt de l'indigence de cette contrée au sujet d'une classe tout entière d'eaux minérales de la plus grande importance

La médication marine, qui appartient en réalité aux eaux chlorurées, comporte trois termes très-distincts dans ses applications :

L'inhalation de l'air marin.

Le bain de mer chaud ou médicamenteux.

Le bain de mer froid ou hydrothérapique.

Le séjour à la mer comporte l'inhalation spontanée d'une atmosphère chargée de molécules salines. Ce n'est pas le résultat d'une évaporation qui ne fournirait que des vapeurs dépouillées de qualités minérales. C'est un entraînement déterminé par la double agitation de la mer et de l'air, laquelle, même à une grande distance, charge l'atmosphère de particules minérales, reconnaissables à la saveur qu'elles communiquent à la salive. Il y a donc là une inhalation continue d'un air médicamenteux.

Le bain de mer chaud n'est autre chose qu'un bain

hloruré sodique, tout semblable à ceux que l'on rend près des stations chlorurées, sauf le degré et ɜs particularités de la minéralisation.

Il n'en est pas de même du bain de mer froid. Ceui-ci n'est autre chose qu'une pratique hydrothéraique. Il est vrai que la densité du liquide, le mouement particulier de la mer, et le contact d'une eau ɔrtement chargée de principes actifs, impriment à 'hydrothérapie marine un caractère spécial; mais 'action essentielle de ce bain de mer réside dans le roid et la réaction.

Mais ce qu'il importe surtout de savoir, c'est qu'il est les bains de mer chez lesquels domine l'action médicanenteuse du bain de mer chaud, et tend à disparaître 'action hydrothérapique du bain de mer froid. Ce ont des bains pris sur des plages calmes et tempéées, où la mer est immobile et tiède.

Le bain pris à mer pleine et sur nos côtes du nord, ɩu pris sur nos plages du midi, en saison appropriée, ɩt surtout dans les bassins, les criques, orientés d'une nanière particulière, sur nos côtes de l'ouest, à Arcahon, Royan, le Croisic, les Sables-d'Olonne, etc., 'eprésente donc deux médications très-différentes, lont l'une comporte le bain froid, court, à réaction, 'autre le bain tiède, prolongé, à propriétés altérantes.

Ces diversités de propriétés et d'application du bain le mer, que je crois avoir le premier nettement déerminées, et qui ne sont pas encore assez connues, offrent dans la pratique une importance facile à concevoir.

STATIONS CHLORURÉES SODIQUES SIMPLES.

Les stations chlorurées sont beaucoup plus simples que les sulfurées. Elles ne possèdent qu'un nombre de sources limité, toujours assez identiques pour qu'il ne s'attache de spécialisation particulière à aucune d'elles. Il n'y a donc pas lieu de se préoccuper des sources elles-mêmes et de leurs dénominations, comme pour les sulfurées, et les bicarbonatées également.

SALINS (Jura) et SALIES (Basses-Pyrénées). Froides.

Ces deux stations représentent une médication à peu près identique, sauf les conséquences de leurs minéralisations très-différentes comme proportions. Toutes deux sont le siége d'exploitations industrielles des salines.

A Salins, on trouve une minéralisation considérable, 30gr, dont 27 de chlorure sodique; et 0,06 de bromures, peu de carbonates et de gaz carbonique. Aussi n'en fait-on qu'un faible usage à l'intérieur. Mais on y emploie sur une grande échelle, et avec d'importants résultats, les eaux mères dont il a été question plus haut. L'établissement thermal renferme une piscine remarquable. Salins est la station par excellence de la scrofule des enfants.

A Salies se rencontre une minéralisation exceptionnelle : 234gr dont 216 de chlorure sodique, 2 de chlorure potassique ; 9 de sulfates divers ; 1 de bromure sodique ; à peine de bicarbonates ; 8 de matière organique. On comprend qu'avec une semblable minéralisation, il y ait plus lieu d'étendre l'eau minérale que de la concentrer : cependant on y fait aussi usage des eaux mères. Dans des bains d'une pareille densité, on est contraint d'attacher les patients pour empêcher le corps de surnager. Il y a là certainement les éléments d'une médication fort active. Cependant, il ne faut pas apprécier les eaux minérales uniquement sur les proportions massives qu'elles peuvent renfermer, et il y a lieu de prévoir que cette minéralisation exceptionnelle doit rencontrer au moins bon nombre de contre-indications.

BOURBONNE (Haute-Marne). 3 sources, de 49 à 58°. Ces eaux renferment près de 6gr de chlorure sodique, un peu de chlorure magnésique, notablement de sulfate calcique, un peu de bicarbonate calcique, et une proportion très-appréciable de bromure. C'est là que Grandeau a découvert, pour la première fois en France, le rubidium et le cœsium, par l'analyse spectrale. Ce sont des eaux d'une haute valeur thérapeutique. Il y a un hôpital militaire important. La scrofule, le rhumatisme, les paralysies hémiplégiques et les suites de traumatisme constituent leur spécialisation. On n'en fait pas encore, dans la scrofule, tout l'usage qui devrait leur revenir.

BALARUC (Hérault). Une source à 47°. 9gr de principes minéralisateurs, dont 6gr, 8 de chlorure sodique et 1gr, 07 de chlorure magnésique; des carbonates calcique et magnésique, et notablement de bromure. Ces eaux, par leur forte minéralisation, leur température, leur climat et le voisinage de la mer, semblent spécialement désignées au traitement de la scrofule. Mais une ancienne notoriété relative aux paralysies cérébrales semble avoir obscurci leurs autres applications les plus légitimes, telles encore que le rhumatisme et les anciens traumatismes. Si l'installation de Balaruc répondait à la valeur intrinsèque de ses eaux, cette station serait certainement au premier rang de la classe à laquelle elle appartient.

BOURBON-L'ARCHAMBAULT (Allier). Une source à 52°, 4gr, 3 de minéralisation, dont 2,2 de chlorure sodique; 1gr 2 de bicarbonates mixtes; bromure et iodure en proportion pondérable; plus riche en gaz carbonique que les précédentes. Ces eaux sont moins minéralisées que Bourbonne et Balaruc, mais leurs applications sont fort semblables, sauf les indications qui peuvent se déduire d'une minéralisation moindre et d'actions moins excitantes. Deux sources ferrugineuses bicar bonatées, *Jonas* et *Saint-Pardoux*, y sont utilisées. C sont surtout les affections rhumatismales, articulaire en particulier, et les hémiplégies qui sont traitées Bourbon-l'Archambault, où de récentes installation ne laissent rien à désirer.

La Motte (Isère), de 58 à 60°, avec 7^{gr} de minéra lisation, dont 3^{gr}, 8 chlorure sodique; 0^{gr},8 carbo nates terreux; 1^{gr}, 65 sulfate calcique; 0^{gr}, 02 bromur et 0^{gr}, 02 fer, est une station de premier ordre, beau coup trop négligée. Ces eaux paraissent se prêter au maladies utérines, plus que les autres chlorurée fortes, ce qui peut être attribué à leur sulfate d chaux.

Moutiers (Savoie), altitude, 492 mètres; tempé rature 36 à 38°, avec 16^{gr} de minéralisation, don 11^{gr} chlorure sodique; 1^{gr} carbonate calcique; 2^{gr}, ' sulfates mixtes, et des eaux d'une extrême abondance Ce sont des eaux de salines, remarquables par leu thermalité, et qui possèdent à un haut degré l'en semble des appropriations de leur classe.

Bourbon-Lancy (Saône-et-Loire) est une chloruré faible. Plusieurs sources très-abondantes de 18 à 56° gaz carbonique; 1^{gr}, 3 chlorure sodique; du fer ; quel ques bases magnésiques. Les propriétés des chlorurée très-adoucies. Grande appropriation au rhumatisme, aux névroses, avec une part altérante et reconstituante que l'on ne retrouve guère à ce degré parmi les indé terminées dont elles partagent généralement les indi cations. Ces eaux ont en outre une action laxative sensible, et paraissent convenir à certains catarrhes gastro-intestinaux. Une libéralité respectable, mais mal éclairée, a doté Bourbon-Lancy d'une hôpital thermal, de proportions démesurées, sans s'occuper de l'établis sement thermal qui, bien qu'offrant de nombreuses ressources, particulièrement de vastes piscines a eau courante, aurait eu à gagner à un remaniement intelligent.

2e CLASSE.

Stations chlorurées sulfurées.

Uriage ; Gréoulx.

Nous n'avons pas besoin de nous arrêter sur les caractères chimiques et thérapeutiques de cette classe, qui se partage ceux des deux classes précédentes. Nous ne nous occuperons que des stations elles-mêmes.

Uriage (Isère). Altitude 414m. 27° de température. 14gr de minéralisation dont 7gr, 2 chlorure sodique ; et 5gr, 9 de sulfates mixtes, c'est-à-dire sodiques, calciques et magnésiques ; un peu de bicarbonates et une très-faible proportion d'iodure de calcium ; enfin de l'hydrogène sulfuré libre. Il est probable que la sulfuration est calcique. Voici des eaux d'une constitution remarquable et très à part. La proportion des sulfates doit être signalée, et porte presque exclusivement sur des sulfates sodique et magnésique. Il en résulte des propriétés laxatives assez sensibles. La spécialisation essentielle d'Uriage est la scrofule, et ce qu'elle emprunte à la sulfuration paraît avoir plus de rapports avec les indications dermatosiques qu'avec les indications catarrhales. Cependant l'existence de ces dernières porterait plutôt vers Uriage que vers Bourbonne, par exemple. La médication d'Uriage est parfaitement appropriée aux enfants. L'excellente installation thermale et ce qui l'entoure montre ce que peut enfanter une initiative généreuse et intelligente.

Gréoulx (Basses-Alpes). Température de 10 à 38°. Ce sont des eaux très-bien installées, chlorurées faibles, 1gr, 5 de chlorure sodique, et sulfurées calciques, qui peuvent être rapprochées, pour leurs applications, de Bourbon-Lancy parmi les chlorurées, et de Saint-Sauveur parmi les sulfurées. Les rhumatismes, les névroses, et bien des dermatoses, des traumatismes, des catarrhes utérins, qui redoutent une médication trop active et exigent cependant une médication altérante, y trouvent d'excellentes applications.

Les eaux d'AIX-LA-CHAPELLE (Allemagne) sont habituellement et justement rapprochées de celles d'Uriage. Beaucoup plus chaudes, de 45 à 55°, mais beaucoup moins minéralisées, et leur principe sulfureux très-fugace, elles sont surtout employées dans le rhumatisme; mais, sous ce rapport, elles ne présentent aucune appropriation qui n'appartienne aussi bien à nos chlorurées et à nos sulfurées thermales.

3e CLASSE.

Chlorurées bicarbonatées.

La Bourboule; Saint-Nectaire.

Nous avons vu que, parmi les chlorurées simples, un certain nombre, appartenant à l'Allemagne, étaient très-riches en gaz carbonique. Celui-ci y existe sans doute à l'état libre, mais provient aussi du bicarbonate de chaux : mais le bicarbonate calcique étant un sel très instable, c'est-à-dire qui cesse d'exciter dès qu'a cessé la pression nécessaire à son existence, n'offre guère d'intérêt que comme générateur du gaz carbonique. Il n'en est pas de même du bicarbonate sodique, sel beaucoup plus stable, c'est-à-dire plus lent à s'altérer. Son rapprochement des chlorures donne aux eaux qui renferment ce double principe en proportion prédominante des qualités particulières, et qui légitiment leur distinction dans une classe à part.

LA BOURBOULE (Puy-de-Dôme). Altitude 848 m. Ces

aux possèdent une activité thérapeutique considé-able. Sur 6^{gr} 6 de minéralisation, elles contiennent ^{gr}, 9 de chlorures; 1^{gr}, 9 de bicarbonate sodique, et), 02 d'arséniate de soude (Thénard), avec une tem-érature de 12 à 50°, partagée entre six sources et rois établissements. La scrofule, le rhumatisme, la ièvre intermittente, trouvent à la Bourboule une nédication très active, la faiblesse et le lymphatisme les enfants également. Je signalerai surtout les der-natoses eczémateuses et impétigineuses, dans les-[uelles j'en ai vu retirer des effets surprenants même ivec altération profonde et épaississement du derme. Je les crois encore très-utiles dans certaines acnés.

SAINT-NECTAIRE (Puy-de-Dôme). Altitude 784. Sources nultipliées de 18 à 41°. Ces eaux ont été comparées ı celles d'Ems, comparaison que je crois plus exacte ɔour Royat. Elles possèdent 6^{gr}, 5 de minéralisation, lont 2^{gr}, 1 de chlorure sodique; et près de 3^{gr} de bicar-ɔonates mixtes, mais surtout sodiques; très-riches en ;az carbonique. C'est le rhumatisme et la scrofule]u'on y traite surtout. Les catarrhes utérins et cer-tains catarrhes intestinaux y trouvent encore une médication importante. Toutes les ressources bal-néaires nécessaires se retrouvent dans les établisse-ments thermaux de Saint-Nectaire.

4e CLASSE.

Chlorurées sulfatées.

Saint-Gervais; Brides.

Il n'y a à signaler en France que deux stations de cette classe, à laquelle appartiennent également celles de Baden-Baden en Allemagne, de Baden en Suisse, et de Cheltenham en Angleterre.

Saint-Gervais (Savoie). Altitude 656^{m}. Plusieurs sources de 20 à 42°. Composition assez complexe : 1^{gr}, 6 chlorure sodique ; près de 3^{gr} sulfates mixtes, surtout sodiques; un peu de bicarbonate calcique; et enfin un peu de sulfure de calcium qui les rapproche d'Uriage et de Gréoulx. Ces eaux ont une légère action laxative, bien qu'à peine magnésiques que l'on peut utiliser dans le traitement des catarrhes intestinaux. Mais leur spécialisation est surtout relative aux dermatoses, et particulièrement aux formes humides.

Elles représentent, à proprement parler, la médication de l'eczéma, et spécialement de formes encore irritatives, qui ne se prêteraient à aucun autre traitement thermal. Cependant il faut remarquer qu'elles sont d'autant moins bien appropriées que le caractère scrofuleux de la dermatose est plus déterminé.

Brides (Savoie). Altitude 570^{m}. Température 38° 5^{gr}, 6 de minéralisation, avec 2^{gr}, 3 sulfate calcique 1^{gr} sulfate sodique ; 0^{gr}, 7 sulfate magnésique ; 1^{gr}, 9 chlorure sodique; et 0^{gr}, 3 bicarbonate calcique C'est à tort que ces eaux ont été comparées à celles de Carlsbad, car il leur manque le principe essentiel de ces dernières, le bicarbonate sodique. A hautes doses, elles sont assez régulièrement laxatives. La dyspepsie saburrale et les diarrhées catarrhales paraissent représenter leur spécialisation la plus intéressante. Il faut y ajouter l'obésité.

Il faut mentionner une station étrangère :

Lavey (Suisse), 43°, faiblement minéralisée, qui doit sa légitime notoriété dans le traitement de la scrofule à la combinaison de ses eaux avec les eaux mères des salines voisines de *Bex*.

SEPTIÈME LEÇON

Famille des bicarbonatées.

4 CLASSES.

Bicarbonatées simples, — bicarbonatées chlorurées, — bicarbonatées sulfatées, — bicarbonatées sulfatées, chlorurées.

La famille des bicarbonatées comprend 4 classes, suivant que la prédominance des bicarbonatées est exclusive, ou se partage avec les chlorures, ou les sulfates, ou les uns et les autres simultanément.

Cette famille appartient presque exclusivement à la France, sauf, pour ce qui concerne la dernière classe, les bicarbonatées sulfatées et chlorurées, eaux minérales de la Bohème, et elle se groupe en sources innombrables dans le massif central de la France, l'Auvergne, d'où elle s'étend dans le département de la Loire.

1re CLASSE.

Bicarbonatées simples.

3 DIVISIONS : Bicarbonatées sodiques, bicarbonatées calciques, bicarbonatées mixtes.

1re Division. — *Bicarbonatées sodiques.*

(Vichy; Vals; le Boulou; Andabre; Châteauneuf; Sail-sous-Couzan.)

Bien que les bicarbonatées sodiques tiennent une grande place en thérapeutique thermale, elles ne sont représentées que par un petit nombre de stations. Et l'on doit remarquer que celles-ci ne se rencontrent qu'en France, du moins si l'on ne tient compte que de celles qui sont nettement caractérisées.

Presque toutes les bicarbonatées, même celles qui offrent à l'analyse un chiffre prédominant de bicarbonate sodique, renferment encore une proportion trop considérable de sels calciques ou magnésiques pour ne pas être attribuées à la division des bicarbonatées mixtes, qui comprend en réalité la majeure partie des eaux de la classe des bicarbonatées simples. Le Boulou lui-même, station très-intéressante, ne fût-ce que par sa situation dans la région sulfurée des Pyrénées, offre une assez forte proportion de bases terreuses.

Mais Vichy et Vals, par le caractère et la franchise de leur minéralisation, comme par leur valeur thérapeutique, suffisent pour marquer un groupe hydrologique de premier ordre.

Les bicarbonatées ne sont point des eaux fixes comme les chlorurées; elles sont altérables comme les sulfurées. Seulement les sulfurées s'altèrent par action chimique, et les bicarbonatées s'altèrent par action physique, la cessation de la pression, les unes et les autres au contact de l'air atmosphérique. De la cessation de la pression résultent le dégagement du gaz carbonique en excès, la transformation des bicarbonates en carbonates neutres, la séparation des principes qui ne devaient leur dissolution qu'à la présence du gaz carbonique en excès, c'est-à-dire la presque totalité de la chaux, une portion de la magnésie, l'acide phosphorique, une partie de l'arsenic et du fer : ce dernier se dépose en outre en partie en raison de sa transformation en peroxyde, par suite du contact de l'oxygène atmosphérique. C'est ainsi que se forment les cheminées qui, dès que commence à se faire sentir la diminution de la pression, garnissent le trajet souterrain suivi par les eaux, et à leur émergence de vastes travertins, ou au moins des dépôts, dont l'accumulation finit souvent par amoindrir ou même complétement obstruer leur issue. C'est encore ainsi que s'obtiennent ces incrustations si curieuses qu'exploite l'industrie.

Le fait capital de la constitution de ces eaux est ›nc la présence du gaz carbonique en excès, qui ent la totalité de leurs principes en dissolution. A ›té des bicarbonates, on ne trouve, dans les bicarbo- atées sodiques, que des sulfates et des chlorures en ible proportion, quelques phosphates, de la chaux de la magnésie en proportion très-secondaire, du r, de l'arsenic, de la lithine.

La constitution chimique de ces eaux peut être ›mprise dans la formule suivante : que toutes les ses seraient combinées avec l'acide carbonique (bi- rbonates), et tous les acides combinés avec la soude els sodiques). (Bouquet.)

Leur température offre de nombreuses variétés. ichy possède des sources froides, chaudes ou très- aaudes (43°). Toutes les sources de Vals sont froides.

Les différentes sources de Vichy possèdent une com- osition à peu près identique, sauf des nuances, plus ensibles à l'application thérapeutique qu'à l'analyse himique, et, dans quelques-unes, l'existence saillante u fer. Celles de Vals présentent des variétés plus con- dérables, dont il sera question plus loin.

TION PHYSIOLOGIQUE ET THÉRAPEUTIQUE DES BICARBONATÉES SODIQUES.

Nous voyons ici, comme chez les chlorurées, prédo- iner un principe déterminé, le bicarbonate sodique, dose élevée, lequel, pour son degré relatif de fixité, eut encore en être rapproché, car son altération, par éperdition de l'acide carbonique en excès, ne se fait ullement sentir dans ses applications immédiates, l'al- ération primitive des bicarbonatées sodiques s'exer- ant principalement sur les sels à bases moins solubles ue la soude : chaux, magnésie, fer... Les chlorures et les sulfates, en proportion très-inférieure, n'y jouent aucun rôle distinct. Les bases sodiques y sont également très-prédominantes. Il y a seulement à tenir compte de quelques bases magnésiques dans certaines sources de Vals. Le fer commence à y apparaître en proportion thérapeutique, dans quelques sources de Vichy et de Vals, à Andabre, à Châteauneuf ; et l'arsenic, en proportion considérable dans une source de Vals, tient une place importante dans toutes celles de Vichy. Enfin il n'y a pas à tenir compte des hautes thermalités, comme parmi la plupart des sulfurées et des chlorurées.

Bien que les bains fassent partie intégrante du traitement de Vichy, et y rendent des services inappréciables, ils n'y tiennent réellement qu'une place secondaire, les eaux de la famille des bicarbonatées représentant essentiellement un traitement interne, tandis que la balnéation représente presque toute la médication chlorurée, et également la médication sulfurée en dehors des applications aux maladies respiratoires.

Les actions physiologiques et pathogénétiques si prononcées des sulfurées et des chlorurées ne sont presque plus apparentes. Plus d'actions substitutives ni d'actions dérivatives. Rien qui représente la fièvre thermale. Sauf un peu de diurèse, quelques légères excitations de la peau, ce qu'il y a de plus remarquable dans le traitement de Vichy, que je viserai très-particulièrement dans cette étude, c'est l'absence de ces diverses sortes de phénomènes. On n'observe que dans de très-faibles proportions le réveil des déterminations herpétiques, ou syphilitiques, ou scrofuleuses, périphériques, des névroses ou des rhumatismes. On voit seulement, ce qui est d'un ordre très-différent, réapparaître les manifestations directes des maladies que l'on traite à Vichy, ainsi les accès de goutte, de coliques hépatiques ou de coliques néphrétiques.

Les bicarbonatées sodiques sont des eaux digestives. Mais il en résulte plutôt une régularisation qu'une surexcitation des fonctions digestives. A cette action directe sur l'appareil digestif, il faut ajouter leur action sur la circulation abdominale ; c'est là que se porte essentiellement leur action physiologique insensible.

Prunelle leur attribuait une action élective sur la partie abdominale du grand sympathique. Ceci rend plutôt un fait général d'observation qu'une démonstration physiologique. Il serait plus exact de dire qu'elles agissent particulièrement sur le système de la veine porte. Est-ce par l'entremise des nerfs vasomoteurs, ce qui ne serait que l'hypothèse de Prunelle? Quoi qu'il en soit, elles reproduisent parfaitement la médication désobstruante de l'ancienne médecine. Elles exercent une action très-directement résolutive, ou fondante, sur l'obésité abdominale.

L'action reconstituante des bicarbonatées sodiques est moindre que celle des sulfurées et des chlorurées ; il est plus exact de dire qu'elle est autre. Les sulfurées et les chlorurées s'adressent aux constitutions originellement torpides, et plus spécialement les unes aux lymphatiques, les autres aux scrofuleuses. Ici d'autres attributions. Nous avons affaire d'abord à des constitutions plutôt sanguines, ou à des constitutions bilieuses, ou à des constitutions indifférentes, parce que les maladies qu'il s'agit de traiter ont plutôt un caractère accidentel et une origine hygiénique. Ce sont donc d'autres modificateurs que nous employons, comme ce sont d'autres terrains que nous trouvons à modifier. Mais à côté des états constitutionnels que je viens de signaler, nous rencontrons des constitutions atoniques et anémiques. Ici l'action reconstituante revêt une autre physionomie. Nous nous trouvons donc en face de termes bien définis.

L'action reconstituante des eaux sulfurées paraît s'exprimer surtout par l'excitation générale du système. Celle des bicarbonatées sodiques paraît due principalement aux propriétés assimilatrices de ces eaux. Ceci ne veut pas dire que les premières ne doivent rien à leur influence sodique sur les phénomènes d'assimilation, ni les secondes à des stimulations fonctionnelles. Ces interprétations et ces comparaisons sont toujours incomplètes : mais ce qu'elles renferment de vrai n'en est pas moins important. Enfin les chlorurées et les bicarbonatées sodiques se rapprochent et se distinguent en même temps, en ce que les premières paraissent plutôt s'adresser au système lymphatique et les secondes au système sanguin.

Les diathèses présentent un groupe très-distinct, que j'ai appelé diathèses par anomalie de l'assimilation des principes immédiats, lesquels sont les principes azotés, féculents, sucrés et gras, d'où la diathèse urique, le diabète et l'obésité. Ces diathèses représentent la spécialisation formelle des bicarbonatées sodiques. Celles-ci facilitent l'assimilation des principes immédiats. Il y a là une action que la clinique démontre aussi sûrement que pourrait le faire la physiologie expérimentale : et c'est à ce titre que les bicarbonatées sodiques constituent une médication altérante. On peut admettre que c'est particulièrement à la soude qu'elles doivent ces propriétés spéciales. Mais, bien que les médicaments sodiques agissent manifestement dans le même sens, la portée de leur action ne peut être comparée à celle de la médication thermale bicarbonatée sodique.

On a attribué à la médication bicarbonatée sodique une action dépressive, ou hyposthénisante, de laquelle on déduit journellement des contre-indications imaginaires. C'est là une profonde erreur. Les bicarbonatées sodiques, et Vichy en particulier, sont des eaux reconstituantes, comme les sulfurées et les chlorurées; mais elles le sont à leur manière. Elles sont reconstituantes spécialement pour les anémiques et les atoniques; elles ne le sont pas, ou ne le sont qu'à un très-faible degré, pour les lymphatiques et les scrofuleux. Toutes les eaux minérales peuvent déterminer des exténuations, les sulfurées comme les chlorurées, comme la médication marine, comme une autre médication essentiellement reconstituante, l'hydrothérapie. En outre des intolérances individuelles, il faut tenir compte des applications vicieuses ou abusives, si communes dans les stations thermales, si faciles près des bicarbonatées sodiques, en raison même du peu de retentissement qu'elles exercent sur l'état physiologique. Enfin, il faut tenir compte des contre-indications négligées.

Les bicarbonatées sodiques sont nuisibles précisément dans les états qui les réclament le plus directement, lorsque ceux-ci ont revêtu une forme cachectique : ainsi dans les cachexies goutteuses, diabétiques, ainsi dans les cachexies abdominales, lorsque ces dernières ont abouti à l'hydropisie, ce qui est leur caractère commun. Cependant, en l'absence d'état hydrémique, ces mêmes eaux sont puissamment efficaces dans les cachexies paludéennes et intestinales des pays chauds.

Les bicarbonatées sont des eaux essentiellement digestives. Mais les bicarbonatées sodiques possèdent, sur les autres divisions de cette classe, cet avantage que leur qualité sodique leur imprime une activité particulière sur l'ensemble de la constitution, ce qui en fait une médication générale en même temps qu'une médication directement digestive.

Leur action s'étend encore sur la généralité des maladies chroniques de l'abdomen, principalement, sans doute, en vertu de celle qu'elles exercent sur la circulation abdominale, qu'elles activent et modifient dans sa nature. Aussi sont-elles très-résolutives et fondantes, au sujet de tous les engorgements abdominaux, quel qu'en soit le siége, pourvu que leur caractère propre ne vienne pas à les soustraire à une action semblable. C'est ainsi, en raison de leur qualité sodique qui les adresse très-directement au foie, qu'elles sont spéciales dans beaucoup de maladies de l'appareil hépatique, les congestions et les hépatites chroniques (avant toute désorganisation de tissu, c'est-à-dire avant l'apparition d'altérations cirrhotiques), et les calculs biliaires.

Quant aux dermatoses et au rhumatisme, elles répondent à des indications dérivées de la constitution arthritique, beaucoup plus que d'actions spéciales qui appartiennent plus nettement à d'autres eaux minérales. Enfin, leurs propriétés résolutives et leur action reconstituante spéciale les rendent utiles dans la métrite chronique, alors que le caractère lymphatique ou scrofuleux de cette dernière ne fait pas dominer l'indication des sulfurées ou des chlorurées. Et je rappellerai qu'elles possèdent, dans beaucoup de circonstances, sur les chlorurées, cet avantage qu'elles sont beaucoup moins congestives et ménorrhagiques.

STATIONS BICARBONATÉES SODIQUES.

VICHY (Allier). 9 sources agglomérées, d'autres à distance. 8gr de minéralisation : 5 gr bicarbonate sodique : 0gr, 7 bicarbonates terreux ; 0 gr, 5 chlorure sodique ; 0, 002, arseniate sodique ; fer variable. Températures très-diverses : *Puits Carré* et *Chomel* (celle-ci dérivée de la précédente) 43°, 6 ; *Grande Grille*, 42°, 5 ; *Hôpital*, 31° ; *Lucas* 28°, 5 ; *Lardy*, 23° ; *Parc*, 22° ; *Céles-*

tins et *Mesdames*, froides. Les sources *Mesdames*, *Lardy*, ferrugineuses ; le *Parc* moins. En dehors de cette dernière qualité et de la température, ces sources possèdent des appropriations distinctes, plutôt d'application que fondamentales, que l'analyse n'explique pas, car elles offrent sensiblement la même constitution, mais que la pratique a consacrées.

L'*Hopital* et *Chomel* conviennent aux constitutions irritables et aux organes digestifs délicats. Les *Célestins* agissent plus particulièrement sur l'appareil urinaire, la *Grande-Grille* sur l'appareil biliaire; *Chomel* convient incidemment aux catarrhes respiratoires, *Lucas* aux dermatoses.

Mais au point de vue altérant, ou diathésique, toutes ces sources exercent une action identique que des notoriétés, contraires à l'expérience, ont eu tort de spécialiser dans quelques-unes d'entre elles, par exemple dans les *Célestins* au sujet de la diathèse arthritique, goutte ou gravelle. Un autre exemple d'appréciations erronées, et répandues parmi les médecins, a trait à la spécialité réelle d'action de cette même source des *Célestins* sur les voies urinaires. Loin d'indiquer cette source indifféremment dans tous les cas de gravelle et de catarrhe urinaire, cette spécialité d'action en rend l'emploi inopportun dans beaucoup de circonstances où il expose à des retours douloureux ou inflammatoires que l'on évite par l'usage d'autres sources.

Vichy représentant par excellence l'ensemble des applications propres aux bicarbonatées sodiques, je ne reviendrai pas sur l'exposé qui a été fait des indications et des contre-indications qui peuvent s'y rapporter.

L'établissement thermal de Vichy peut être considéré comme le plus considérable et le mieux installé de l'Europe. En dehors des agents essentiels de la médication, on combine avec celle-ci l'emploi du gaz carbonique en inhalation et surtout en bains, et les inhalations d'oxygène, celles-ci dans deux ordres de cas en apparence opposés, l'anémie et l'atonie d'une part, et de l'autre la goutte, le diabète et l'obésité.

VALS (Ardèche), station très-intéressante pour la diversité de ses sources : bicarbonatées sodiques fortes, 8 gr, 7 de minéralisation dont 5gr, 9 de bicarbonate sodique (*Précieuse*), avec une composition fort rapprochée de celle de Vichy, sauf pour quelques-unes une proportion supérieure en bases magnésiques (*Désirée*). On y trouve aussi des sources ferrugineuses (*Rigolette*), des sources faiblement minéralisées, avec 1 gr, 4 bicarbonate sodique (*Saint-Jean*), et enfin une source non bicarbonatée avec 1 gr, 7 de minéralisation, et fortement arsenicale et ferrugineuse (*Dominique*).

Certains groupes, parmi les sources très nombreuses de cette station, celui des *Vivaraises* en particulier, présentent une gamme de minéralisation très-intéressante, depuis 1 gr, 97 de bicarbonate de soude, sur 4gr, 06 de minéralisation totale, jusqu'à 7 gr, 22 de bicarbonate de soude, sur 9gr, 84 de minéralisation totale, avec des gradations intermédiaires de 3, 4, et 6 gr de bicarbonate de soude. Les installations thermales sont suffisantes ; mais ces eaux, dépourvues de thermalité (de 13 à 16°), ne se prêtent qu'imparfaitement aux usages balnéaires. Après avoir fait la part de ce défaut de thermalité, on peut dire que Vals, comme Vichy, revendique l'ensemble des appropriations de la médication bicarbonatée.

LE BOULOU (Pyrénées-Orientales). Plusieurs sources froides. 4gr, 4 de minéralisation, dont 2gr, 4 bicarbonate sodique ; 0gr 8 chlorure sodique ; et 0,03 carbonate de fer. La situation de ces sources et leur composition franchement sodique les rendent très-utiles dans la région qu'elles occupent.

ANDABRE (Aveyron), froide ; 1 gr, 82 de bicarbonate sodique et 0 gr, 065 de protoxyde de fer. C'est l'eau ferrugineuse la plus riche en bicarbonate de soude.

CHATEAUNEUF (Puy-de-Dôme), 15 sources froides ou thermales, de 15 à 37°, à bases mixtes, mais de prédominance sodique accusée. Employées principalement en bains de piscine, elles présentent des appropriations très-spéciales au rhumatisme, mais aux rhumatismes simples (myalgies et arthralgies) ou névropathiques ; car, pour les rhumatismes invétérés et liés à des diathèses profondes, elles n'offrent pas les mêmes ressources que les sulfurées et les chlorurées thermales.

2e Division. — *Bicarbonatées calciques.*

Bien qu'elles appartiennent à la même classe que les bicarbonatées sodiques, ces eaux tiennent une tout autre place en hydrologie. Ceci dépend du caractère calcique de leurs bases.

Les propriétés altérantes des eaux minérales, et en grande partie leurs propriétés reconstituantes, paraissent inhérentes à leur qualité sodique. Je ne connais pas d'exceptions à cette règle. Si les sulfurées calciques possèdent des propriétés thérapeutiques très-rapprochées de celles des sulfurées sodiques, elles le doivent à leur principe commun, le principe sulfureux, dont l'action thérapeutique se détache si nettement chez les unes et les autres et domine jusqu'à un certain point l'influence des bases. Cependant nous avons reconnu entre elles des différences de portée analogues au moins à ce que nous rencontrons dans les autres familles.

Les bicarbonatées calciques sont donc des eaux peu altérantes, faiblement reconstituantes (hormis pour ce qui concerne la présence du fer), d'action plus superficielle et plus localisée que celle des sodiques, avec tendance sédative (inhérente aux bases calciques), de thermalités faibles ou nulles. Leur spécialisation commune est relative aux dyspepsies, ce qu'elles doivent à leur qualité éminemment carbonique. On peut diviser les dyspepsies en trois groupes, suivant que domine : 1° l'état simple ou atonique ; 2° l'état névropathique; 3° l'état saburral ou l'état catarrhal. Les bicarbonatées sodiques franches s'adressent aux dyspepsies simples ou atoniques ; les bicarbonatées calciques (et les mixtes) aux dyspepsies névropathiques, saburrales et catarrhales.

On rencontre dans la division des bicarbonatées calciques des eaux minérales qui ne sont usitées que comme eaux de table ou digestives. Elles seront énumérées avec les bicarbonatées mixtes de semblable caractère.

STATIONS BICARBONATÉES CALCIQUES.

ALET, FONCAUDE.

ALET (Aude). Temp. 29°. Faible minéralisation. Ce sont essentiellement des eaux digestives. Ce qui les distingue des autres bicarbonatées calciques, c'est qu'elles ne sont pas effervescentes. Ceci est dû sans doute, et à la faible quantité de gaz carbonique qu'elles contiennent, et à la fixité de leurs bicarbonates. Il en résulte qu'elles conviennent parfaitement aux personnes qui supportent mal l'introduction du gaz carbonique, comme il arrive en général dans les dyspepsies flatulentes, dans les gastralgies douloureuses, ou par suite de certaines idiosyncrasies de l'estomac. Elles ont une propriété que l'on pourrait appeler antiémétique et qu'on utilise dans les vomissements dits essentiels et dans ceux des femmes enceintes.

FONCAUDE (Hérault). De 25 à 36°. Très-faiblement minéralisées, ces eaux devraient appartenir aux inìterminées dont elles partagent effectivement toutes s appropriations, si leur qualité bicarbonatée n'en isait des eaux carboniques et ne leur impliquait nsi un caractère qui les en distingue.

Ces eaux sont sédatives et toniques en même temps, doivent être employées dans le rhumatisme nereux, la gastralgie, les affections utérines surtout, avec ritabilité congestive ou névropathique.

3e **Division.** — *Eaux bicarbonatées mixtes.*

Ces eaux se rapprochent plus des calciques que des diques dans leurs applications. Ce que j'ai dit à pros des précédentes les concerne également. Cepenant elles présentent un plus grand nombre de staons importantes, et le fer paraît y tenir une plus rande place.

STATIONS BICARBONATÉES MIXTES.

Pougues ; La Malou ; Sail-les-Bains ; Saint-Alban ; aint-Myon ; Celles ; Rouzat. — Desaignes (source de ésar) ; Saint-Galmier ; Condillac ; Châteldon ; Renaion ; Médague (eaux digestives ou de table.)

Pougues (Nièvre), froides. Tout en laissant une préominance notable aux bases terreuses, l'analyse inique une proportion de bases sodiques qui ne sauait être négligée. Ces eaux sont très-digestives, notalement ferrugineuses, et, en raison de leurs bases alciques, relativement sédatives : aussi sont-elles d'un sage salutaire dans les gastralgies douloureuses, en ième temps que leur action légèrement laxative, surout si elles sont prises à des doses un peu élevées, uxquelles elles se prêtent facilement, les rend appliables aux dyspepsies gastriques et intestinales catarhales. Elles sont également bien tolérées dans les gravelles douloureuses et les catarrhes vésicaux. Mais il ne faut pas en attendre d'actions altérantes proprement dites.

La Malou (Hérault), de 16 à 35°. Il y a trois établissement distincts : le haut, le bas et le centre. Ces eaux sont peu minéralisées : 1gr 5 de bicarbonatées mixtes sur 1 gr, 6 de minéralisation, mais notablement ferrugineuses. Fort semblables à Châteauneuf, ces eaux sont très-appropriées aux rhumatisants affaiblis, et aussi aux névropathiques. Ce sont des applications très-différentes de celles des bicarbonatées sodiques fortes, Vichy ou Vals. Il faut réellement considérer ces eaux, ainsi que celles de Châteauneuf, comme des ferrugineuses thermales, et attribuer leur action dans certains rhumatismes à la combinaison de leur thermalité avec le fer. On a obtenu à la Malou des résultats très dignes d'être pris en considération dans des névroses profondes, et dans des affections spinales caractérisées par certains phénomènes ataxiques.

Sail-les-Bains (Loire). Sources bicarbonatées mixtes, silicatées, très-faiblement minéralisées, de 27 à 48° ; avec une source ferrugineuse froide, et des sources sulfureuses (sulfurées calciques) de 23 à 26°.

Ces eaux bicarbonatées mixtes très-faibles offrent les applications des *indéterminées*. Elles sont d'une abondance extrême, et munies d'une très-vaste installation, piscines principalement.

Saint-Alban (Loire), froide. Installation thermale très-complète, en particulier pour le traitement par le gaz carbonique. Ce sont des eaux digestives et qui fournissent d'excellentes eaux de table.

C'est parmi les bicarbonatées calciques et mixtes que se rencontrent surtout les *eaux de table*, ou digestives, telles que *Châteldon*, *Saint-Galmier*, *Desaignes*, *Condillac*, *Renaison*, *Médague*, etc. La liste des eaux de ce genre sera complétée par celle des ferrugineuses.

La vulgarisation de ces eaux digestives aurait dû supprimer complètement l'usage des eaux gazeuses ou carboniques artificielles. Je puis faire toucher du doigt la différence capitale qui existe entre les unes et les autres, sans m'arrêter à ce que les eaux naturelles peuvent devoir à la complexité de leur composition.

Ce qu'on se propose spécialement de ces boissons, autant hygiéniques que médicamenteuses, est l'introduction du gaz carbonique, destiné à exercer sur l'estomac une stimulation particulière et favorable. Dans les eaux naturelles, les bicarbonates sont à l'état de dissolution, et, malgré le peu de fixité du bicarbonate calcique, grâce d'ailleurs à la présence d'une certaine proportion de bicarbonate sodique plus fixe, la séparation du gaz ne s'opère que lentement et doucement dans l'estomac.

Avec les eaux artificielles, le gaz carbonique, qui n'y a été introduit que par compression artificielle, se sépare et s'échappe instantanément et violemment, distend l'estomac outre mesure, et finit, par ces distensions répétées, par le rendre incapable de remplir les fonctions que précisément il était destiné à faciliter. Aussi l'usage prolongé de ces boissons finit-il en général par entraîner les conséquences les plus fâcheuses.

2e CLASSE.

Bicarbonatées chlorurées.

La troisième classe de la famille des chlorurées comprend les eaux *chlorurées bicarbonatées*. Il semble au premier abord que celle-ci devrait se confondre avec elle. Il n'en est rien, et la Bourboule qui appartient à la première, et Royat qui appartient à la seconde, offrent deux médications fort différentes. Il ne suffit pas seulement, en effet, si l'on veut obtenir une classification significative et pratiquement utile, de s'en tenir aux chiffres bruts fournis par l'analyse chimique. Il faut tenir compte également du caractère thérapeutique des eaux minérales, de manière à rapprocher ou à séparer celles que rapprochent ou éloignent leurs applications. Or, de même que la Bourboule et Saint-Nectaire étaient retenues parmi les chlorurées parce que c'est aux chlorurées que se rattache leur spécialisation thérapeutique dominante, c'est aux bicarbonatées qu'appartient Royat, et Ems aussi, parce que leur caractère dominant est celui des bicarbonatées.

STATIONS BICARBONATÉES CHLORURÉES.

Royat; Châtelguyon; Saint-Maurice (Vic-le-Comte); Vic-sur-Cère.

ROYAT (Puy-de-Dôme). 4 sources, de 19 à 35°, 5. Minéralisation 5gr,7, dont 3gr,3 bicarbonates mixtes; 0gr,7 chlorure sodique; 0,04 bicarbonate de fer, avec traces d'arsenic, d'iode et de brome; grande abondance de gaz carbonique.

Cette minéralisation moyenne de Royat indique une médication qui ne s'adresse pas effectivement à des états constitutionnels fort tranchés. Il est une nuance de lymphatisme, d'anémie et de névrosisme, à laquelle elle correspond parfaitement, et qui se retrouve avec le rhumatisme, les névralgies, la chlorose, les maladies utérines, la dypepsie et la gastralgie. Dans tous les cas, c'est le caractère mixte de la constitution qui désigne Royat. Ici point d'actions profondément altérantes, ni substitutives, ni perturbatrices. Mais un mélange d'actions toniques, reconstituantes et sédatives. Royat s'applique également aux catarrhes respiratoires. Les indications se rapprochent alors de celles du Mont-Dore, qui seront étudiées plus loin. Installation très-complète, vastes piscines, eaux très-abondantes, se prêtant, ainsi que la température, à la balnéation à eau courante; salles d'inhalation analogues à celles du Mont-Dore.

Royat a été justement comparé à *Ems*. Ems, avec 29 à 47°, possède 3gr,3 de minéralisation, dont 1gr,3 bicarbonates presque exclusivement sodiques; et 0gr,9 chlorure sodique; à peine traces d'iode et de brome; très peu de fer. Ici, minéralisation beaucoup moindre, qualité bicarbonatée sodique plus marquée, thermalité plus élevée. La puissance thérapeutique, mesurée aux principes minéralisateurs, paraît devoir être inférieure. La supériorité de thermalité n'est point un avantage ; car la thermalité modérée de Royat s'harmonise précisément avec ses applications. Quant à la prétendue spécialité d'Ems dans les maladies utérines, elle s'est appuyée longtemps sur des usages dangereux (emploi de la *Bubenquelle* en douches vaginales), dont de plus saines pratiques ont fait justice. L'action attribuée à Ems dans la phthisie pulmonaire a été également ramenée à sa juste valeur, c'est-à-dire à des applications salutaires aux catarrhes respiratoires, parallèles à ce que l'on obtient au Mont-Dore et à Royat.

Chatelguyon (Puy-de-Dôme), de 23 à 25°. Ces eaux renferment, sur 6gr de minéralisation, 2gr bicarbonates calcique et magnésique, 3gr chlorure sodique et magnésique, et 0gr, 6 sulfate, surtout sodique. Elles sont très-ferrugineuses, 0gr, 2 bicarbonate de fer. Ces eaux offrent le même chiffre de minéralisation que celles de Carlsbad, auxquelles elles ont été comparées, mais elles sont beaucoup moins sulfatées et moins sodiques, plus ferrugineuses et moins thermales. Ce qui les distingue surtout, c'est une action laxative, facile et continue, qui, entre autres appropriations, les rend très-salutaires dans les états congestifs habituels de l'encéphale, même avec altération commençante du tissu, et dans certaines métrites. Leur action spoliatrice se combine ainsi à une action altérante et effective.

SAINT-MAURICE, ou *Vic-le-Comte* (Puy-de-Dôme), de 16 à 34°. Constitution très-intéressante. 4gr bicarbonates mixtes ; 2gr chlorure sodique ; et 0,04 bicarbonate de fer. Il y a là les éléments d'une médication très-active dans le cercle des applications de Royat.

On doit en dire autant de VIC-SUR-CÈRE (Cantal), altitude 682m, froide, d'une constitution fort rapprochée de la précédente. Ces deux stations, très-carboniques, doivent se prêter, et plutôt avec avantage, aux applications pourvues d'une si grande notoriété des chlorurées carboniques de l'Allemagne, dans les maladies de l'appareil digestif. Mais nous manquons de renseignements suffisants sur leur clinique.

3e CLASSE.

Stations bicarbonatées sulfatées.

Contrexéville ; Vittel ; Sermaize ; Heucheloup.

CONTREXÉVILLE (Vosges). Plusieurs sources froides : 2gr,9 de minéralisation, dont 1gr bicarbonates et 1gr,4 sulfates, avec grande prédominance de bases calciques et magnésiques. Plusieurs des médecins qui ont écrit sur Contrexéville comparent l'action de ces eaux à un lessivage, à un rinçage, à l'action d'un irrigateur. Ils ont fait allusion aux doses élevées auxquelles elles sont habituellement employées et tolérées, et à l'action expultrice des graviers et modificatrice des surfaces catarrhales urinaires, qui représentent expressément leur spécialisation. Mais on peut admettre quelque chose de plus, et leur reconnaître une action curative propre des catarrhes simples ou liés à la gravelle. Cependant j'ai peine à croire que Contrexéville puisse exercer une action diathésique très-prononcée sur la gravelle urique, encore moins sur la goutte, bien que le traitement de cette dernière maladie, et, d'une manière assez vague, des maladies du foie, rentre dans les indications attribuées à Contrexéville. Les bases sodiques, qui n'y existent qu'en très-faible proportion, paraissent être en effet une condition essentielle de l'appropriation de la médication thermale à de semblables états pathologiques.

VITTEL (Vosges), froides. Plusieurs sources de 1gr, 19 à 2gr, 6 de minéralisation, avec des sulfates plus calciques et magnésiques que sodiques, des bicarbonates peu sodiques et du fer notablement. Il paraît difficile de distinguer ces eaux de celles de Contrexéville, sous le rapport de leur spécialisation thérapeutiques

SERMAIZE (Marne). Froide. Faiblement minéralisée. Ces eaux, à peu près également bicarbonatées, et sulfatées, surtout magnésiques, ne possèdent que peu de bases sodiques ; légèrement ferrugineuses. Tolérées facilement à haute dose, elles sont laxatives et surtout diurétiques. On pourrait les appeler des eaux dépuratives. Leurs applications sont assez étendues et mal déterminées. Elles paraissent surtout convenir aux embarras gastriques et intestinaux chroniques.

HEUCHELOUP (Vosges). Source froide, très-récemment exploitée, très-analogue à Contrexéville, par sa constitution chimique et ses appropriations.

4e CLASSE.

Bicarbonatées sulfatées, chlorurées.

Jenzat ; Carlsbad ; Marienbad.

Cette classe se trouve à peu près uniquement composée d'un groupe d'eaux minérales étrangères, appartenant à la Bohême, où se remarquent surtout Carlsbad et Marienbad. On ne trouve guère à mentionner en France que la source de JENZAT (Puy-de-Dôme) froide, qui offre dans de très-faibles proportions, une constitution analogue. Ce sont des eaux à bases exclusivement sodiques, avec prédominance des sulfates sur les bicarbonates, et une minéralisation de 5 à 6 grammes. Le *Sprudel* de CARLSBAD, une des plus belles sources connues, a 73°, et les neuf sources qui l'accompagnent ne descendent pas au-dessous de 40°. On les prend surtout à l'intérieur, et l'établissement thermal est loin d'être à la hauteur de la renommée de cette station.

Ces eaux présentent les mêmes applications que les eaux bicarbonatées s. simples, et la clinique de Carlsbad reproduit exactement celle de Vichy. Mais, à l'action du bicarbonate sodique, dont la proportion est beaucoup moindre à Carlsbad qu'à Vichy, se joint ici une action laxative qui n'appartient pas à ces dernières. En outre, les eaux de Carlsbad doivent à l'ensemble de leur constitution une action physiologique fort différente de celle de Vichy, beaucoup plus perturbatrice et congestive, de sorte que, s'il s'y rencontre les éléments d'une médication quelquefois plus puissante et plus énergiquement résolutive, il y a là également l'origine d'actions pathogénétiques imprévues et violentes, à peu près inconnues à Vichy. Et l'on peut être assuré que la grande extension des applications de Carlsbad vient surtout de l'absence, dans ces régions lointaines, de bicarbonatées sodiques simples, comme celles de Vichy et de Vals.

Les eaux de MARIENBAD sont froides, plus fortement sulfatées sodiques, et également prises surtout à l'intérieur. Il paraît que l'on y obtient des résultats importants dans l'obésité.

Ces eaux minérales, et la région qu'elles occupent, sont d'une richesse extraordinaire en gaz carbonique.

HUITIÈME LEÇON

Famille des sulfatées.

UNE CLASSE.

4 DIVISIONS : Sulfatées sodiques, sulfatées calciques, sulfatées mixtes, sulfatées magnésiques.

Nous venons d'étudier trois familles d'eaux minérales auxquelles nous avons pu assigner des propriétés thérapeutiques très-déterminées, et en rapport avec une composition chimique significative, tant sous le rapport des acides que sous celui des bases. J'ai annoncé qu'à mesure que nous avancerions dans la classification, nous rencontrerions des eaux minérales chez lesquelles et la caractéristique chimique et la caractérisation thérapeutique viendraient graduellement à s'affaiblir.

La famille des sulfatées nous présente deux groupes distincts d'eaux minérales : les unes, sulfatées sodiques, ou sulfatées magnésiques, possèdent il est vrai une action thérapeutique très-déterminée, l'action purgative. Mais celle-ci est une action simple, qui diffère singulièrement des actions complexes que nous avons dû reconnaître aux eaux minérales étudiées jusqu'ici. Aussi, ces eaux sulfatées sodiques et sulfatées magnésiques se trouvent, par l'emploi qu'on en fait, appartenir plutôt à la matière médicale commune qu'à la médication thermale elle-même ; car on n'en fait usage qu'à distance, et point à titre de traitement thermal

Les autres, sulfatées calciques ou sulfatées mixtes, ne sauraient emprunter au principe qui les caractérise d'attributions thérapeutiques déterminées, car le sulfate de chaux n'a point de place dans la matière médicale.

Ceci ne veut pas dire que les eaux sulfatées calciques soient dépourvues d'applications utiles et intéressantes. Les eaux minérales sont des médicaments très-composés; et de même que les sulfurées, les chlorurées et les bicarbonatées doivent précisément leur caractérisation thérapeutique au rapprochement des sulfures, des chlorures et des bicarbonates avec les principes qui les accompagnent, de même les sulfatées calciques ne doivent leurs attributions thérapeutiques qu'à ce que le sulfate de chaux s'y trouve accompagné de principes autres et multipliés. Mais ceci ne saurait revêtir leur principe dominant lui-même de propriétés qui ne lui appartiennent pas

Du reste le nombre des sulfatées que nous avons à étudier se trouve fort réduit. J'ai détaché de l'ancienne classe des sulfatées plusieurs eaux minérales qui lui avaient appartenu jusqu'ici, et que j'ai rattachées à d'autres familles, parce que la spécialisation thérapeutique se rattachait, pour chacune d'elles, plutôt à leurs autres éléments qu'aux sulfates eux-mêmes.

Il en a été ainsi pour les *chlorurées sulfatées* de Saint-Gervais, de Baden (Suisse); pour les *bicarbonatées sulfatées* de Contrexéville et de Sermaize; pour les *bicarbonatées sulfatées, chlorurées* de Chatelguyon, de Carlsbad et de Marienbad.

Par une raison analogue, il n'y a qu'une classe dans les sulfatées, parce que si les sulfates trouvent à partager leur prédominance avec quelque autre acide, chlorure ou bicarbonate, ils se trouvent toujours dominés virtuellement par ces derniers, à défaut même d'un chiffre supérieur, et attirés avec eux dans d'autres familles. Mais nous trouvons des divisions multipliées, d'après la prédominance des bases, sodique, calcique, magnésique ou mixte.

STATIONS SULFATÉES SODIQUES, SULFATÉES MAGNÉSIQUES ET SULFATÉES MIXTES.

Je réunis ici ces divisions, parce que la plupart ne fournissent guère que des agents de la matière médicale commune, représentant des actions essentiellement et simplement laxatives.

Nous ne trouvons en France, munies d'une installation thermale, que la station de MIERS (Lot), sulfate sodique 2 gr, 6, et sulfate calcique 0gr, 9, froide, comme toutes ces eaux laxatives, et MONTMIRAIL (Vaucluse), où l'on trouve 14 gr sulfate sodique et surtout magnésique. Cette composition, tout inférieure qu'elle soit à celle de Seidlitz (25 gr sulfates surtout magnésique), paraît suffisante pour attribuer à Montmirail une place qu'elle n'occupe pas encore parmi les eaux laxatives naturelles. Je me borne à mentionner les eaux sulfatées de Hunyadi, Lazlo, Seidlitz, Saidschutz, Pullna (Bohême), Birmenstorf (Suisse), Friedrichshall (Allemagne).

STATIONS SULFATEES CALCIQUES.

Bagnères-de-Bigorre ; Encausse ; Audinac ; Aulus ; Capvern ; Crausac ; Saint-Amand.

Les eaux sulfatées calciques nous présentent des applications assez nouvelles; ce sont des eaux sédatives, dont les applications se confondent à peu près avec celles des eaux *indéterminées*. Cependant, comme elles sont assez généralement ferrugineuses en même temps, l'usage interne y tient une plus grande place que parmi ces dernières.

BAGNÈRES-DE-BIGORRE (Hautes-Pyrénées). Altitude 579 m. Sources très-multipliées, desservant, outre le grand établissement thermal, 13 établissements particuliers, de constitutions et de thermalités diverses (de 18 à 51°). Leur minéralisation assez faible oscill pour la plupart, entre 2 et 3gr : 1gr, 5 en moyenne d sulfate calcique ; un peu de sulfate magnésique ; moin de sulfate sodique ; quelques chlorures sodique et ma gnésique ; et bicarbonates calcique et magnésique. O voit que les bases terreuses l'emportent considérable ment.

On peut distinguer des sources *sédatives*, notammen le *Foulon* et les sources de l'établissement du *Salut* celles-ci plus notablement ferrugineuses que la pré cédente, toutes, chose à noter, d'une thermalit moyenne, de 32 à 35°; des sources *ferrugineuses* comme la *Reine*, 0 gr 8 carbonate de fer et 46° de tem pérature, et *Dauphin*, 0 gr 11 carbonate de fer et 48° enfin des sources *sulfureuses*; ainsi *Labassère*, sul furée sodique et froide, amenée de 8 kilomètres dan de bonnes conditions de conservation.

Il est donc permis de combiner à Bagnères, et c'est là le caractère de cette station, des eaux purement sédatives, des ferrugineuses (thermales) et des sulfu rées. Si une telle complexité de médication ne perme que difficilement de formuler des appropriations très précises, il faut reconnaître que celles-ci peuven être assez étendues, et qu'elles se rapportent plutôt à une double indication de sédation et de reconstitu tion qu'à des conditions morbides déterminées.

Je signalerai les stations d'Encausse (Haute-Ga ronne), de Capvern (Hautes-Pyrénées), d'Aulus e d'Audinac (Ariége), qui se rapprochent plus ou moins de Bagnères, et particulièrement de ses sources séda tives, et dont la notoriété est jusqu'ici demeurée à peu près locale. Les eaux de Capvern paraissent agir sur les affections catarrhales des voies urinaires d'une ma nière qui les rapprocherait de Contrexéville et de Vittel surtout de ces dernières, car elles sont comme elles à

›u près dépourvues de bases sodiques. Et, malgré ur séparation dans la classification et leur éloigne-ent géographique, ces trois sources paraissent for-er une groupe très-naturel au point de vue théra-:utique.

Saint-Amand (Nord), 19°, bien que pourvue d'une ıstallation thermale complète, intéresse surtout par ısage que l'on fait de ses boues. Celles-ci, formées ır une multitude de suintements qui viennent dé-yer des terres d'apparence bourbeuse, forment une ›uche dont la profondeur n'a pu être encore déter-ıinée, mais assez consistante pour qu'on puisse s'y longer à volonté. Ces boues, dont la température est : 22°, fournissent à l'analyse 304 gr silice pour 21 gr icarbonates terreux, 14 gr de fer et 27 gr soufre, et égagent un peu d'acide carbonique et d'hydrogène ılfuré. Elles constituent une médication très-puis-ınte du rhumatisme, articulaire surtout, avec rai-eur et ankyloses, des vieux traumatismes, des para-'sies, à condition d'un état très-atonique du système t des tissus malades.

Deux stations thermales étrangères doivent être si-nalées.

Loeshe (Suisse), de 38 à 40°, presque exclusivement ılfatée, 1 gr 8 sulfates, calciques surtout, sur 2 gr de ıinéralisation. L'emploi de ces eaux, exclusivement alnéaires, ramené à 35 ou 37°, concerne spécialement :s dermatoses. Elle paraissent devoir cette spécialité 'application moins aux qualités intrinsèques de leur ıinéralisation qu'à leur mode d'application, sous ›rme de bains prolongés dans de vastes piscines. Ces ains, d'une durée traditionnelle de dix à douze eures, sont un peu moins prolongés aujourd'hui, mais énéralement répétés deux fois dans la journée.

Weissembourg (Suisse), de 21 à 23°, 1 gr sulfate de

chaux sur 1 gr 6 de minéralisation. Ces eaux représentent au contraire un traitement à peu près exclusivement interne, qui a trait aux catarrhes de l'appareil respiratoire, et même à la phthisie pulmonaire, de forme éréthique, c'est-à-dire congestive et irritative. Rien dans leur constitution ne laisse saisir aucune explication de cette spécialisation particulière.

NEUVIÈME LEÇON

Famille des indéterminées.

2 CLASSES.

Eaux thermales simples; eaux faiblement minéralisées.

Les eaux de la première classe présentent seules des caractères communs qui permettent d'en former un groupe naturel, dans la classification et dans la spécialisation. Les secondes comprennent des eaux minérales d'applications diverses et plus individuelles, que l'absence d'une constitution chimique suffisamment déterminée, ou de propriétés thérapeutiques connexes, ne permet pas de rattacher aux familles que nous avons étudiées.

1re CLASSE.

Eaux thermales simples.

Néris; Plombières; Luxeuil; Chaudesaigues; Saint-Laurent; Aix (Bouches-du-Rhône); Bains; Ussat; Dax.

Nous venons de voir que, dans la famille des sulfatées, la caractéristique chimique se trouvait dépourvue de signification thérapeutique, au moins pour ce qui concerne les sulfatées calciques, qui sont la véritable réprésentation thermale de cette famille.

Les eaux minérales que j'appelle *indéterminées*, et auxquelles on avait attribué des dénominations d'une signification peu correcte, *indifférentes*, *amétalliques*, *nermes*, ne nous présentent plus aucune caractéristique positive, moins encore pour le faible degré de leur minéralisation que pour la nature de celle-ci. En effet, si, dans quelques-unes d'entre elles, on a pu faire ressortir la présence de l'arsenic, du cuivre, il est certain que, dans la plupart, les résultats de l'analyse sont purement négatifs, au sujet de la présence reconnue de principes auxquels on puisse attacher une valeur thérapeutique déterminée.

Nous retrouvons ici la composition commune et banale des eaux minérales, des bases sodiques et calciques, des bicarbonates, des sulfates, des chlorures, de la silice, quelquefois du fer en proportion inférieure, en un mot une composition qui ne diffère pas beaucoup de la composition moyenne des eaux douces.

La thermalité est le caractère le plus saillant des eaux indéterminées : mais on ne saurait lui attribuer exclusivement leurs qualités thérapeutiques. Ici, comme pour les eaux minérales d'une composition mieux déterminée, nous sommes en présence d'une inconnue, que des moyens d'analyse mieux perfectionnés dégageront peut-être, mais dont on doit savoir faire abstraction dans l'application.

Il ne faut pas s'attendre à retrouver ici des applications thérapeutiques semblables à celles que nous avons constatées précédemment. Plus d'actions altérantes, résolutives, se rapportant ou à des états diathésiques déterminés ou à des lésions de tissu formelles. Plus de médications internes que nous puissions adresser à telle ou telle anomalie de la nutrition, à telle ou telle série d'altérations organiques. Mais une médication balnéaire assez uniforme, d'un caractère sédatif, à laquelle vient toujours se joindre, et c'est là ce qui rapproche ces médications indéterminées des précédentes, un certain degré d'action reconstituante, tout opposé à ce qui résulterait d'une simple application de la thermalité.

C'est à cette dernière que se rapportent spécialement les appropriations générales des indéterminées au traitement du rhumatisme. C'est aussi à cette balnéation d'un caractère indéfinissable que sont dues leurs actions salutaires dans beaucoup de dermatoses et de traumatismes, qui réclament plutôt une certaine action topique que des modificateurs profonds de l'organisme.

Mais ce qui appartient en propre à ces eaux indéterminées, c'est une médication des névralgies et des névroses généralisées, c'est-à-dire de la névropathie locale ou diffuse. Elles nous offrent de précieux adjuvants, soit prophylactiques, soit curatifs, soit simplement palliatifs, aux moyens si souvent insuffisants que nous possédons contre les névralgies opiniâtres, et contre cet état de l'organisme que l'on peut ranger parmi les diathèses, soit héréditaire, soit inné, soit acquis, lequel constitue le névrosisme. L'action reconstituante, insensible et indéfinissable, qui appartient à ces eaux minérales, se trouve parfaitement appropriée aux conditions générales qui accompagnent habituellement le névrosisme, et qui contribuent à l'entretenir autant qu'elles sont entretenues par lui. Enfin, tandis que les eaux chlorurées fournissent aux paralysies cérébrales, hémiplégies, paralysies avec matière, une médication spéciale, réellement efficace, mais bornée dans ses résultats par la lésion existante, les indéterminées fournissent une médication très-appropriée, et souvent curative, aux paralysies spinales, paraplégies, ou paralysies généralisées, paralysies habituellement sans matière et souvent diathésiques, et qui appartiennent pour la plupart au rhumatisme ou à l'hystérie.

STATIONS THERMALES SIMPLES.

Je me bornerai à fournir quelques renseignements sommaires sur chacune de ces stations, parmi lesquelles il est difficile de saisir des caractères véritablement distinctifs.

Néris (Allier), 52°. Une des plus minéralisées de la classe, 1gr, 2 partagés, en suivant l'importance des chiffres, en bicarbonate, sulfate, chlorure sodiques, bicarbonate calcique, silice; gaz, azote et oxygène, à peine carbonique. Vaste installation thermale.

Plombières (Vosges). Sources très-nombreuses formant des établissements divers, parmi lesquels le *Bain national* et les *Thermes*, sont magnifiquement installés. Minéralisation de 0 gr, 25 seulement, avec sulfate sodique, acide silicique, bicarbonates mixtes, et 0,0006 arséniate sodique. La plupart des sources ont de 40 à 70°. Il y a une source *ferrugineuse* et des eaux dites *savonneuses*, les unes et les autres froides, et qui sont à peu près les seules prises à l'intérieur.

Luxeuil (Haute-Saône). De 19 à 46°. Sources également nombreuses, se partageant dans des installations balnéaires considérables. Le chlorure sodique y domine, comme le bicarbonate sodique à Néris, mais sans qu'on puisse voir dans ces eaux des chlorurées ou des bicarbonatées, et il ne s'y rencontre pas non plus de principes significatifs, sauf des traces d'iode et d'arsenic (Leconte). Mais cette station possède des sources spéciales, *ferrugineuses* et *manganésiennes*, d'une thermalité inférieure.

Néris, Plombières et Luxeuil possèdent de vastes installations balnéothérapiques. Les autres stations de cette classe offrent sous ce rapport une moindre importance.

Chaudesaigues (Cantal) et Saint-Laurent (Ariége)

sont sensiblement bicarbonatées sodiques. La première atteint la température exceptionnelle de 81°, la seconde 53°.

Aix (Bouches-du-Rhône) et Bains (Vosges) offrent des thermalités moyennes, de 20 à 36° pour la première, de 29 à 39° pour la seconde, qui possède cependant aussi des sources de 40 à 50°.

Ussat (Ariège), assez notablement bicarbonaté calcique, présente cette particularité, que de nombreux griffons fournissent des bains à écoulement constant, dont la thermalité varie de 31 à 36°. La médication est en partie basée sur l'emploi de ces thermalités graduées.

Dax (Landes), de 31 à 61°, possède des *boues* que l'on transporte dans des compartiments spéciaux, mode différent de celui usité à Saint-Amand. Les eaux sont d'une extrême abondance. Le traitement thermal et par les boues se trouve rassemblé dans une magnifique installation hydrothérapique.

Il me paraîtrait difficile d'établir des distinctions très-spéciales d'indications entre ces diverses stations, dont le degré de notoriété ne se trouve pas toujours l'expression exacte de leur valeur thérapeutique intrinsèque. Je puis dire cependant que l'expérience a consacré l'appropriation particulière de Néris aux névralgies, de Plombières aux viscéralgies, très-particulièrement celles de l'appareil gastro-intestinal, de Néris et d'Ussat aux maladies de l'utérus, de Chaudes-aigues au rhumatisme, de Dax au rhumatisme nerveux, de Luxeuil aux névroses accompagnées d'anémie.

Je n'ai pas besoin d'ajouter à l'énumération qui précède les eaux thermales étrangères qui appartiennent à cette classe, *Schlangenbad*, *Gastein*, *Wildbad*, *Pfeffers*, les deux *Tœplitz*, etc., les trois premières à thermalité tempérée, les autres à haute thermalité. Leurs applications communes aux névroses et au rhumatisme ne les distinguent pas des autres. Quant à l'action reconstituante particulière qu'on a attribuée à Wildbad et à Gastein, je pense qu'il est à propos de n'accepter qu'avec quelque réserve ce qui concerne ce sujet.

2e CLASSE.

Eaux faiblement minéralisées.

Mont-Dore; Evaux; Saint-Christau; Bagnoles; Evian.

Il n'y a aucune considération générale à appliquer à cette classe d'eaux minérales. Chacune d'elles présente une constitution chimique et des appropriations très-distinctes. Et leur constitution comme leurs appropriations ne présentent ni dans leurs caractères propres, ni dans leur connexité réciproque, de circonstances qui nous autorisent à les faire rentrer dans aucune des classes précédentes. Déjà, parmi les eaux minérales qui appartiennent à ces classes, un certain nombre sont loin de présenter au même degré les attributs saillants des mieux caractérisées d'entre elles. Il ne faut pas s'en étonner. La nature ne crée pas les choses en vue de nos classifications. Les actions thérapeutiques elles-mêmes ne se soumettent qu'incomplètement à nos analyses. Nous devons chercher entre les faits que nous étudions des points de rapprochement et de contraste. Mais nous devons aussi accepter dans leur isolement ceux qui se soustrayent aux rapports et aux comparaisons.

Mont-Dore (Puy-de-Dôme). Altitude, 1046 mètres, température de 12 à 45°. Sur 1 gr, 6 de minéralisation, 0 gr, 9 bicarbonates mixtes; 0 gr, 3 chlorure sodique; 0 gr, 02 bicarbonate de fer; enfin, 0 gr, 002 arséniate sodique.

Les applications spéciales de ces eaux, outre le rhumatisme, ont trait aux catarrhes des voies respiratoires et à la phthisie pulmonaire.

Le traitement du Mont-Dore est basé principalement sur l'emploi de la thermalité : bains courts de 40 à 45°, boissons à la même température. Ici nous rencontrons, avec une minéralisation très-faible et très-peu caractérisée, des phénomènes qui nous reportent aux sulfurées actives et aux chlorurées fortes : vive excitation de la peau, sueurs abondantes, réapparition de douleurs névralgiques, ou rhumatismales, ou goutteuses, ou de déterminations cutanées; pour ces dernières cependant, moins qu'auprès des sulfurées. La plus grande partie de ces effets paraît due moins à la constitution propre de ces eaux qu'à la thermalité employée, thermalité dont on userait difficilement près d'eaux minéralisées plus activement.

Mais ce qui distingue complétement ces eaux des sulfurées, c'est que cette excitation périphérique aboutit à des effets sédatifs et hyposthénisants, tels que le Mont-Dore convient précisément aux états éréthiques qui ne sauraient s'accommoder des sulfurées, et ne convient pas aux états torpides que réclament ces dernières.

L'inhalation tient une grande place encore dans le traitement par le Mont-Dore, inhalation pratiquée dans un milieu chargé des vapeurs natives de l'eau minérale, et qui, en dépit d'une installation vicieuse, laquelle transforme la salle d'inhalation en une sorte d'étuve, produit des effets incontestables dans le catarrhe respiratoire et dans certains asthmes.

Evaux (Creuse). Plusieurs sources de 40 à 50°. Minéralisation de 1 gr, 3 à 1 gr, 7, repartie entre des sulfates et silicates sodiques, comme à Plombières, mais en proportion supérieure, des chlorures, des bicarbonates, très-peu de fer. Nous pourrons, parmi les applications assez étendues attribuées aux eaux d'Evaux, tenir compte surtout du rhumatisme.

SAINT-CHRISTAU (Basses-Pyrénées). Froides. Minéralisation très-faible, 0 gr, 3, et sans caractère. Mais ces eaux sont cuivreuses. Filhol y découvre 0,00035 sulfate de cuivre. Je ne saurais me prononcer au sujet de la valeur effective de ce principe, auquel sont attribuées les propriétés spéciales de ces eaux. Celles-ci sont relatives aux dermatoses, scrofulides et syphilides, et surtout aux affections ulcéreuses atoniques et même à marche phagédénique. Ce seraient des eaux éminemment cicatrisantes (Tillot).

BAGNOLES (Orne). Sources à 27° et ferrugineuses froides. Nous n'avons pas d'analyse précise de ces eaux qui paraissent dépourvues d'une minéralisation bien déterminée. Cependant elles constituent une excellente médication des dyspepsies, surtout des dyspepsies nerveuses et flatulentes. Les eaux de Bagnoles sont du petit nombre des eaux digestives qui soient très-peu carboniques.

EVIAN (Savoie). Eaux froides, à minéralisation fort réduite. Source *Cachat*, 0 gr, 1; source *Bonne-Vie*, 0 gr, 3. Il semble que ce soient des eaux douces, rendues légèrement gazeuses par la présence de quelques bicarbonates. La station d'Evian présente des conditions hygiéniques et topographiques excellentes. Son séjour et l'usage de ces eaux, auxquelles il paraît difficile d'attribuer des qualités très-médicamenteuses, conviennent à des névropathiques, à des gastralgiques, à des états légèrement éréthiques des voies urinaires.

EAUX FERRUGINEUSES.

J'appelle la classe des ferrugineuses une classe bâtarde, et on a vu qu'effectivement elle se trouvait en dehors des familles et des classes établies sur la prédominance des acides. Voici pourquoi.

Presque toutes les eaux minérales possèdent du fer; un certain nombre seulement dans une proportion suffisante pour qu'il y ait à en tenir compte. Parmi celles-ci même, la qualité ferrugineuse se trouve le plus souvent dominée par d'autres principes plus essentiels, et qui président plus directement à leur spécialisation. Il en est ainsi des sources ferrugineuses de Vichy et de Vals, et je pourrais en multiplier les exemples, particulièrement dans la famille des bicarbonatées, où le fer tient beaucoup plus de place que chez les sulfurées et les chlorurées. Et parmi ces dernières même, un certain nombre de stations possèdent quelque source ferrugineuse accessoire, qui n'occupe aucune place dans la classification, mais qui en tient une utilement dans la pratique.

D'un autre côté, une eau minérale qui ne nous offrirait que du fer ne serait qu'un médicament ferrugineux comme les autres, meilleur sans doute, mais dépourvu des caractères inimitables que les eaux minérales doivent à leur constitution complexe. Tel paraît être le fait de cette multitude de filets ferrugineux qui laissent le long des chemins des traces ocracées.

Je pense donc que l'on ne doit admettre dans la classe des ferrugineuses que les eaux minérales où, tandis que le fer y existe lui-même en proportion thérapeutique, les autres principes se trouvent en proportion trop faible pour imprimer à ces eaux des caractères spéciaux.

Le fer se trouve toujours à l'état de base, c'est-à-dire de bicarbonate dans la plupart des cas, rarement de sulfate, plus souvent d'arséniate ; ou encore combiné avec les acides organiques crénique et apocrénique, corps assez mal déterminés. Souvent associé au manganèse, on voit quelquefois ce dernier acquérir une certaine importance, comme à Luxeuil et à Cransac.

Le fer est toujours en faible proportion : mais il est certain que la forme sous laquelle il existe, et le voisinage des principes qui l'accompagnent, lui prêtent une activité thérapeutique qui dépasse de beaucoup celle des préparations ferrugineuses empruntées à la matière médicale. Les analyses, la plupart très-imparfaites, accusent le fer dans les proportions suivantes : Spa, 0gr, 060 oxyde de fer; Forges, 0gr, 98 crénate de fer; Provins, 0gr, 076 oxyde de fer; Orezza, 0gr, 12 carbonate de fer; Andabre, 0 gr, 065 bicarbonate de fer; la Bauche, 0gr, 17 protoxyde de fer.

Les sources ferrugineuses sont froides, sauf exception. Il en est ainsi des plus notoires et des plus riches en fer, particulièrement de celles que je viens de mentionner, et, dans les stations de nature diverse, à thermalité effective, les sources les plus ferrugineuses sont les plus froides, ou les moins thermales. Ceci provient sans doute de ce que le fer n'est qu'une qualité surajoutée aux eaux minérales, et acquise, soit par les eaux ascendantes ou d'épanchement, soit par les eaux descendantes ou de lixiviation, ou encore par les eaux dites *intermédiaires* (1), dans des terrains proches de la superficie, où elles n'ont pas trouvé à s'échauffer, ou bien où elles se sont refroidies.

Si les sources ferrugineuses dépassent sans doute en nombre toutes les autres eaux minérales réunies, les stations ferrugineuses, j'entends munies d'une certaine installation, ne sont pas nombreuses. Il y a une raison à cela : froides, généralement peu abondantes, très-spécialement consacrées à l'usage interne, elles sollicitent peu les grandes installations. Nous n'en

(1) Voyez page 18.

possédons pas en France une seule installation comparable à celles de Spa (Belgique) ou de Schwalbach (Allemagne). Ceci ne résulte pas de notre pauvreté en sources ferrugineuses, mais peut-être de notre richesse même. Nos eaux ferrugineuses se trouvent répandues dans différentes classes, et offrent ainsi des ressources bien plus variées et plus efficaces à la thérapeutique que les ferrugineuses pures ; c'est à Luxeuil, à Bagnères-de-Bigorre, à la Malou, à Châteauneuf, à Royat, à Pougues, à Vichy, à Vals, que se fait véritablement la médication ferrugineuse en France.

Cependant, à défaut d'installations considérables, nous possédons encore un grand nombre de stations balnéaires ferrugineuses, et, chose dont on n'a pas encore assez cherché à tirer parti, des stations véritablement thermales :

Forges (Seine-Inférieure) ; *Sylvanès* (Aveyron), 32 à 38° ; *Rennes* (Aude), 51° ; *Campagne* (Aude), 27° ; *Cransac* (Aveyron), sulfatée ferrugineuse ; *Charbonnières* (Rhône) ; *Barbotan* (Gers), 32 à 38°, avec des boues qui se prêtent aux mêmes applications que celles de Dax et de Saint-Amand ; *la Bauche* (Savoie).

Enfin, nous pouvons ajouter aux bicarbonatées digestives ou de table, dont il a été question précédemment, les eaux ferrugineuses d'*Orezza*, de *Bussang*, de *Saint-Alban*, qui sont utilisées de la même manière.

DEUXIÈME PARTIE

THÉRAPEUTIQUE DES EAUX MINÉRALES

DIXIÈME LEÇON.

Indications des eaux minérales. — Pathogénie des maladies chroniques.

J'ai exposé tous les éléments dont se compose la médication thermale. Lorsque, dans le cours d'une maladie chronique, on a à décider de l'indication et du choix d'une eau minérale, on doit avoir ce tableau présent à l'esprit, comme on a celui de la matière médicale commune. Je résume les caractères de cette médication et les ressources qu'elle nous offre.

Médication générale, altérante et reconstituante, tels sont ses caractères essentiels, ceux qui lui font une place à part dans la thérapeutique appliquée. Les sulfurées, les chlorurées, les bicarbonatées fournissent des médications altérantes dans un sens très-déterminé, c'est-à-dire des médications dont chacune est propre à modifier profondément l'organisme dans le sens qui se trouve indiqué. Partout vous y trouvez des balnéations puissantes; près des bicarbonatées des médications internes très-actives, moins importantes près des sulfurées, en dehors des maladies respiratoires, ainsi que près des chlorurées.

La reconstitution de l'organisme, amoindri ou perverti dans ses activités, est opérée par tous les agents de la médication thermale. Mais chacun agit à sa manière : les uns d'une façon insensible et superficielle, comme les sulfatées et les indéterminées; les autres suivant un mode plus énergique et plus palpable, comme les sulfurées; d'autres par une action plus profonde, comme les bicarbonatées, et les chlorurées semblent participer à la fois aux actions plus extérieures des sulfurées et plus intimes des bicarbonatées. Quant aux ferrugineuses, elles apportent un élément de reconstitution plus limité, mais qui trouve souvent à se combiner avec ceux des autres classes, plus complexes et plus étendus.

Les caractères propres des grandes familles d'eaux minérales se graduent suivant des degrés divers d'énergie, d'après la proportion et d'après la forme des éléments qui les constituent. Il est dans toutes les classes des eaux fortes et des eaux faibles, et, aux caractères communs qui les rapprochent, viennent s'ajouter, près des unes ou des autres, des circonstances qui modifient leur activité, et les approprient aux nuances des états morbides ou physiologiques, comme à celles des indications.

Les températures diverses fournissent des actions qui leur sont spéciales. Et les modes particuliers d'administration, inhérents à telle ou telle forme thermale, ou relatifs aux indications présentes, permettent d'obtenir des actions thérapeutiques d'ordre secondaire, telles que la substitution, la révulsion, etc.

Mais avant de songer à appliquer de semblables modifications, il faut connaître les conditions de l'organisme auxquelles elles pourront être adressées. Ces nditions peuvent se résumer dans la *pathogénie* des aladies chroniques. En effet, si les eaux minérales euvent avoir à modifier des états organiques tout its, c'est là le plus petit côté de leurs applications. véritable caractère de la médication thermale, son le capital, c'est de modifier les conditions générales l'organisme qui président à la formation et à l'enetien des maladies chroniques. C'est véritablement ne médication pathogénique.

Je me propose de présenter un tableau concis de la thogénie des maladies chroniques, ce qui est le vétable sujet des indications des eaux minérales, et, nous voulions prendre cette étude dans tout son déloppement, le véritable sujet de la pathologie générale.

Mais il nous faut rester dans les limites qu'impose objet précis de cet enseignement. Je suppose qu'un idividu atteint d'une affection chronique vient vous onsulter, et particulièrement sur le choix d'une eau inérale. Après avoir déterminé le siège et le mode e cette affection, il faut toujours se demander : pouruoi est-elle née ? par quoi est-elle entretenue? Les onsidérations suivantes devront se présenter à votre sprit, avant de formuler votre décision.

I

Les organismes auxquels nous avons affaire se présentent dans des conditions très-différentes.

Tous s'éloignent plus ou moins de l'état physiologique parfait, idéal qui ne peut s'offrir à nous que ous la forme d'une harmonie absolue, et d'une balance exacte, entre les systèmes et les fonctions diverses de l'économie, c'est-à-dire entre les phénomènes physiques et chimiques qui tombent le plus directement sous nos sens, et qu'il nous est permis d'avoir en vue.

Les anciens reconnaissaient, dans l'état physiologique, des variétés qu'ils appelaient *tempéraments*.

Les tempéraments sont à peu près oubliés dans la physiologie moderne, ainsi que dans la pathologie générale. C'est qu'ils se sont effectivement effacés devant les états constitutionnels.

Il faut entendre par états constitutionnels des anomalies des fonctions organiques capitales, lesquelles ont pour agents essentiels la sanguification et l'innervation. Ces anomalies , confuses dans leur principe, peuvent aboutir à des formes définitives, qui répondent à l'idée des diathèses.

Ces formes typiques, désignées sous le nom de diathèses, sont limitées.

Mais il y a beaucoup d'états de l'organisme qui s'y soustraient, et c'est souvent en raison de vues purement systématiques qu'ils y sont rapportés.

Cherchons quelle idée lointaine nous pouvons nous faire des phénomènes qui président à l'évolution des *états* que nous nommons des diathèses.

Nous devons nous représenter l'organisme agissant comme une série d'assimilations et de désassimilations incessantes, dont les agents essentiels se trouvent dans le milieu sanguin et dans le système nerveux, le premier, siége des phénomènes chimiques, le second, siége des phénomènes dynamiques.

Telle est l'expression la plus sommaire de l'organisation et de la vie : car, s'il est des êtres organisés dépourvus de la motilité et ne montrant que des traces de la sensibilité, il n'en est pas qui ne soient le siége de semblables phénomènes, lesquels représentent les fonctions essentielles des êtres organisés, et que le ègne végétal partage avec le règne animal. (Voir les eçons de Cl. Bernard.)

Je ne parle pas des éléments histologiques, parce ju'ils sont manifestement sous leur dépendance, dans eur genèse comme dans leurs transformations.

Or toute perturbation survenue dans l'accomplis-ement de semblables phénomènes porte atteinte à la égularité de l'organisation. Si elle est continue, elle loit se révéler par des manifestations qui caractéri-ent les états constitutionnels, *états*, et non maladies, ant que nous les supposons compatibles avec la mar-:he régulière de l'organisme, bien que celui-ci se rouve atteint dans quelqu'une de ses parties.

Mais lorsque la marche régulière de l'ensemble de 'organisme est troublée définitivement, il en résulte les maladies constitutionnelles ou diathésiques. Les naladies ne sont elles-mêmes que des *états* : mais 'idée de maladie se rapporte nécessairement à l'idée l'un trouble définitif survenu dans le mécanisme de 'organisation.

Les diathèses doivent donc être considérées comme les anomalies continues, survenues dans l'accomplis-sement des fonctions essentielles des êtres organisés, esquelles, confuses dans le principe, aboutissent à les formes définitives.

Voici des états de l'organisme qui se présentent à nous sous des formes typiques, et auxquelles l'obser-vation a permis de rattacher un grand nombre de nodes pathologiques.

Lors donc que nous avons affaire à une maladie chronique, notre premier devoir est de chercher si elle se trouve sous la dépendance de l'un d'entre eux.

Cependant il ne faut attacher à ces états de l'orga-nisme que nous appelons diathèses aucun caractère le spécificité. Ce sont des modalités qui s'écartent de l'état normal. Ce sont des déviations de l'état physiologique, et pas autre chose. Ces déviations elles-mêmes sont l'œuvre des influences innombrables auxquelles l'organisme est soumis, depuis le premier instant où le germe vient d'être fécondé, jusque par-delà son évolution définitive, influences qui comprennent l'hérédité, l'innéité, l'éducation (ce mot pris dans son acception la plus physiologique), les maladies accidentelles, le milieu hygiénique, etc.

A moins qu'elles ne soient absolument dominées par l'hérédité, il est probable qu'elles offrent d'abord un caractère indifférent que l'on pourrait comparer à celui que Virchow attribuait au premier travail de prolifération des tumeurs, alors que les *cellules de granulation* « peuvent aboutir indifféremment au tubercule ou au cancer, à la gomme ou à l'exostose. »

Ces déviations n'aboutissent pas toujours à des types diathésiques définissables. Elles demeurent soumises à l'état *indifférent*, et l'on voit une foule de constitutions mauvaises qui échappent à ces mêmes types.

II

Quelles sont cependant ces anomalies de l'organisme qui peuvent aboutir à des formes typiques que l'on a consacrées dans la nosologie. Celle-ci reconnaît comme types classiques des diathèses : l'*arthritisme*, l'*herpétis*, et la *scrofule*.

On doit y ajouter en clinique la *syphilis*, laquelle, toute distincte qu'elle soit des précédentes par son mode d'introduction et d'évolution primitive, joue un rôle tout à fait analogue, qu'elle ait pénétré par l'hérédité, ou qu'elle soit définitivement installée dans le système.

Faut-il admettre que tout individu, atteint d'une maıdie chronique, doit recevoir l'étiquette d'arthritique, 'herpétique, de scrofuleux, ou de syphilitique? Aucune considération théorique n'y autorise, et la clinique s'y oppose formellement.

Quelle est, d'ailleurs, la signification respective de ces ifférents termes?

Nous nous entendons assez bien lorsqu'il s'agit de :rofule, bien que la définition pathogénique en soit :ès-indécise, surtout depuis l'intervention de la criique contemporaine. Au point de vue de la pathologie ure, la syphilis occupe une place à part et doit rester en dehors des considérations présentes.

Mais l'arthritis et l'herpétis, qui tiennent une si rande place dans la nosologie pathogénique de l'époque, quelle idée précise pouvons-nous nous en ıire? Aucune : et plus on a cherché à en creuser l'anase, plus on en a augmenté la confusion.

L'arthritis est un mot de convention dont on se sert ıurnellement pour masquer l'ignorance où l'on est du éritable caractère de toutes sortes d'états morbides. es uns tiennent la goutte pour type de l'arthritis, les ıtres le rhumatisme, d'autres la combinaison hybride u rhumatisme et de la goutte ; la plupart n'ont pas 'idées arrêtées sur ce sujet.

L'herpétis échappe encore davantage à un ordre 'idées défini. Il ne signifie guère autre chose qu'une ertaine coordination de phénomènes entre lesquels esprit perçoit un lien commun sans en concevoir préisément la nature.

Si vous éprouvez le besoin de vous convaincre de la ıstesse de ces critiques, adressez-vous à de récentes t remarquables publications dues à d'éminents pathoogistes, et demandez-vous ce que vous pourrez en retier dans l'intérêt de votre pratique médicale, c'est-àire de la clinique. Ouvrez ces œuvres savantes et consciencieuses dans votre cabinet, parce que vous trouverez beaucoup à y apprendre : mais oubliez-les auprès de vos malades. Car la plupart des faits et des déductions que vous y rencontrerez ne sont que provisoires et se trouvent souvent accompagnés de faits et de déductions contradictoires.

Si, en présence d'une chronicité quelconque, vous voulez résoudre le problème que j'ai déjà signalé comme devant fournir la solution nécessaire à toute indication thérapeutique : — A quoi peut-on attribuer l'origine ou la persistance de l'état morbide? — Croyez vous qu'il suffise de prononcer arthritis ou herpétis alors que la scrofule et la syphilis auront dû être éliminées? Non, et le cadre de cette analyse pathogénique doit être fort chargé.

Voici le tableau des *états diathésiques*, tel que je l'ai dressé dans mon *Traité des maladies chroniques*. Je n'ignore pas les objections dogmatiques que l'on peut élever au sujet de la manière dont je conçois les diathèses, mais je ferai observer que cette exposition est faite au point de vue de la clinique, beaucoup plus que la nosologie.

Goutte. Gravelle urique. Diabète. Obésité.	Diathèse par anomalie de l'assimilation des principes immédiats.

Scrofule.
Herpétis.
Anémie.
Leucémie.
Scorbut.
Névrosisme.
Chlorose.
Rhumatisme.
Cancer.
Tuberculose.

Est-ce à dire qu'un semblable tableau représente toutes les conditions de l'organisme qui ont pu présider à l'origine ou à l'entretien d'une maladie chronique? Je ne le pense pas ; mais je pense que, lorsqu'on les aura passées en revue, on aura saisi à peu près toutes celles qui peuvent servir à formuler l'indication, soit que quelqu'une d'entr'elles domine le système, soit qu'elle se trouve combinée avec quelque autre.

Quant à l'idée que l'on peut se faire de la nature ou, si l'on veut, du mécanisme de ces divers états, c'est une autre affaire. Je dirai, à propos de chacun d'entr'eux, de quelle manière j'ai cru devoir les envisager : mais je me rends parfaitement compte de ce qu'il y aura d'incomplet, de spéculatif, et, je le répète, de provisoire, dans ces points de vue comme dans tout autre, étant donné l'état actuel de la science.

III

Mais il y a encore bien d'autres ordres de considération qui doivent tenir une place importante dans l'*indication*.

Il est certain que tous les organismes ne possèdent pas les mêmes éléments de résistance, ou de réaction, contre les influences nuisibles qui les enveloppent, provenant ou du milieu où ils se trouvent plongés, ou de l'usage qu'ils font de leurs organes.

Il y a d'abord une qualité de *force*, qu'il est impossible de définir autrement. Il y a des organismes forts et des organismes faibles.

Il en est de même dans le règne végétal. Deux graines, pareilles en apparence, produisent un sujet vigoureux et un sujet chétif. Pourquoi? Peut-être provenaient-elles d'individus eux-mêmes de vigueur inégale? influence d'hérédité. Peut-être l'une d'elles avait-elle été gardée dans des conditions, soit de sécheresse, soit d'humidité, moins favorables que l'autre? influence d'innéité. Peut-être le sol qui a reçu chacune d'elles n'offrait-il pas des conditions également appropriées? influence de milieu. Peut-être l'un de ces germes avait-il été l'objet de soins refusés à l'autre? influence d'éducation.

Les auteurs dogmatiques accordaient autrefois une grande place à ces forces. Aujourd'hui la question de force est primée par celle des diathèses. Elle en est indépendante.

La faculté de *réaction* n'est même pas toujours synonyme de force. Il y a des organismes torpides, et des organismes irritables. Ceci tient une grande place dans l'indication, et se trouve jusqu'à un certain point indépendant des diathèses. Il y a des scrofuleux torpides et des scrofuleux irritables : ici le premier type domine. Il y a des arthritiques torpides et des arthritiques irritables : c'est ici le second type qui domine. Il en sera de même pour les herpétiques.

Il est des maladies chroniques qui sont absolument en dehors des diathèses. On a donné le nom de pléthore abdominale, ou de vénosité abdominale, aux conséquences de l'embarras, du ralentissement de la circulation veineuse abdominale, d'où résultent la congestion habituelle, passive, du système mésaraïque et porte, la dilatation veineuse, un véritable état hémorrhoïdaire abdominal. Cet état, dont on peut retrouver le point de départ dans les irrégularités auxquelles le fonctionnement complexe de la digestion est inévitablement exposé, appartient essentiellement à l'âge d'involution, où il se manifeste d'abord, et quelquefois d'une manière prématurée, par l'obésité abdominale. Son influence immédiate se fait sentir sur les fonctions abdominales et sur la constitution ırganique des viscères abdominaux ; son influence nédiate sur la circulation générale, et particulière-nent sur la circulation pulmonaire et cérébrale.

On sait quel rôle considérable les médecins allenands font jouer à la pléthore abdominale dans la ıathogénie des maladies chroniques, depuis le catarhe gastro-intestinal jusqu'aux calculs biliaires, depuis a bronchite chronique jusqu'à l'apoplexie. Peut-être ertaines influences de race ou d'habitudes hygiéniques font-elles prédominer cet élément pathogénique dans certaines contrées ? Mais certainement 'est à tort qu'il est négligé parmi nous, et il n'y a pas . douter que beaucoup de maladies chroniques, même ointaines, n'aient leur point de départ dans l'état de ongestion passive, ou variqueux, ou hémorrhoïdaire, le la circulation abdominale.

Il est encore un ordre de causes qui président di-ectement au développement de beaucoup de maladies hroniques : c'est les infractions hygiéniques.

Le défaut de mastication, le travail immédiat après es repas, les abus alimentaires suffisent pour occasionner des dyspepsies opiniâtres ; le défaut de propreté ou le contact habituel de matières irritantes, pour occasionner et entretenir des dermatoses tenaces, en dehors de toute condition constitutionnelle préexistante ou de toute disposition organique vicieuse. Mais une fois livré à la dyspepsie ou à la dermatose, l'organisme tout entier est atteint dans son équilibre, et il en résulte un état constitutionnel secondaire, qui peut ne revêtir aucun des caractères propres aux diathèses typiques. Les exemples de ce genre sont journaliers.

IV

Mais tous ces faits d'ordre pathogénique peuvent se rencontrer et se combiner entre eux.

Il ne faut pas considérer les diathèses seulement sous les formes accentuées qui servent à les caractériser, c'est-à-dire les diathèses toutes faites.

Elles existent encore à tous les degrés : degrés élémentaires, simples tendances. C'est quelquefois une pente que la moindre impulsion fait descendre. Il est impossible d'en séparer les actes de l'hygiène. Une tendance arthritique (goutteuse) sera enrayée ou bien précipitée par telles ou telles habitudes hygiéniques. Une tendance scrofuleuse pourra ne pas aboutir chez un enfant abandonné à la vie des champs, se roulant l'hiver dans la neige et l'été dans la poussière, tandis qu'enfermé dans les réduits obscurs d'une cité ouvrière, ou livré à la mollesse d'une existence luxueuse, il n'eût pas échappé à ses manifestations. Quelle influence décisive telle circonstance affective n'exercera-t-elle pas sur l'épanouissement d'une chlorose, que telle autre eût épargnée? Nous pourrions en appeler encore à l'influence de bronchites accidentelles sur l'apparition de la tuberculose?

Toutes ces considérations forment la matière de la pathogénie. Dans les maladies aiguës se présente d'abord le problème de l'étiologie. Dans les maladies chroniques, c'est le problème de la pathogénie.

Après qu'on a déterminé le siége et le mode d'une maladie chronique, il faut toujours se demander : pourquoi est-elle née? par quoi est-elle entretenue?

Sans cela, point de thérapeutique, car toute la thérapeutique des maladies chroniques est basée sur ces considérations de pathogénie, ou d'étiologie pathogénique.

On s'épuisera en vain dans le traitement d'une arthrite, si l'on ne combat en même temps la scrofule dont elle dépend ; d'un engorgement du foie, si l'on ne remédie à l'embarras de la circulation abdominale; d'une dyspepsie, si l'on ne corrige l'hygiène vicieuse ; d'une métrite chronique, si l'on ne remonte les forces.

Tels sont les principes qui président impérieusement à toute application de la médecine thermale. On ne prescrira donc jamais un traitement thermal sans avoir présentes à l'esprit toutes les considérations que je viens d'exposer. Je suis loin d'avoir tout dit, car ce sujet est en quelque sorte sans limites. Mais je pense avoir appelé l'attention sur les points les plus essentiels qui touchent à la pratique commune.

V

Dans quelles circonstances convient-il de recourir aux eaux minérales?

Il y a un certain nombre d'années, les stations thermales n'étaient guère hantées que par de riches oisifs ou par des malades désespérés. C'était une affaire de luxe ou une ressource suprême. Les choses ont beaucoup changé. Aujourd'hui, c'est avec la plus grande facilité qu'un traitement thermal est accepté, ou même réclamé. Il faut avoir vécu près de quelqu'une de nos grandes stations pour savoir combien l'idée et le désir de recourir aux eaux minérales se sont introduits dans toutes les parties de la société et du pays. Cependant il est certain qu'on ne saurait les employer d'une manière banale sans inconvénient, même sans dangers. Il faut donc savoir dans quelles circonstances on peut conseiller un traitement thermal, et dans lesquelles on doit l'ordonner.

Nous avons vu quelle influence la médication thermale peut exercer sur les états diathésiques confirmés, et sur les états constitutionnels moins définis qui précèdent les diathèses acquises, ou permettent d'en soupçonner l'imminence, ou exercent sur l'organisme des modifications d'une autre nature. Un traitement thermal approprié peut toujours être utile en semblable circonstance.

Lorsqu'il s'agit de maladies chroniques rentrant dans le cercle d'application des eaux minérales, et qui résistent aux médications ordinaires, alors il doit être impérieusement prescrit. Il n'y a pas lieu d'entrer ici dans des détails d'application qui trouveront leur place dans les leçons suivantes. Il me suffira de dire qu'un traitement thermal, conforme aux indications rationnelles et aux conditions d'opportunité qui seront exposées ultérieurement, devra toujours être au moins favorable dans une certaine mesure.

Cependant je dois mettre en garde sur un sujet très-important. Il faut considérer comme une règle générale, sinon absolue, que l'emploi des eaux minérales doit être repoussé alors qu'il existe des lésions de tissu, d'une certaine importance bien entendu, contre lesquelles elles se trouvent impuissantes. Quelque indiquées qu'elles paraissent être par l'état général de la constitution ou par quelque circonstance à côté, il faut toujours craindre que la médication, en exerçant en pure perte sur les tissus altérés une action qui ne peut aboutir dans un sens salutaire, ne vienne à y développer une action en sens inverse et par conséquent nuisible. Il y a donc là une question d'opportunité qui ne saurait être tranchée dans un sens absolu, mais qui tient une place considérable dans les contre-indications des eaux minérales.

L'opportunité d'application des eaux minérales se trouve encore soumise à une règle très-importante, et qui se prête à une formule précise.

Dans les maladies aiguës, les agents de la médication doivent généralement être opposés aux phénomènes morbides, dans leur état de plus grande activité.

Il faut suivre, dans les maladies chroniques, et dans l'application des eaux minérales, une règle contraire.

Celles-ci doivent être soigneusement écartées, soit des exacerbations des maladies à marche continue, soit des manifestations des maladies à déterminations lointaines. La phthisie pulmonaire et la goutte nous fourniront les exemples les plus formels de cette règle d'opportunité.

La médication thermale peut, dans bien des circonstances, revêtir un caractère autant hygiénique que thérapeutique. Ses applications dans ce sens peuvent être très-étendues : mais il faut se garder d'en abuser.

Il est une condition absolue, et dont on fait trop peu de cas, c'est que le traitement thermal soit administré d'une façon méthodique.

La plus récente réglementation des eaux minérales contient un article qui a édicté ce qu'on a appelé le libre usage des eaux minérales, c'est-à-dire la liberté pour chacun de faire usage des eaux minérales, sous quelque forme que ce soit, à sa guise et sans prescription médicale. Cette réglementation, toute à l'avantage des médecins, dont elle rend l'intervention plus indépendante et plus digne que le régime antérieur, n'es nuisible qu'aux malades. L'application des eaux minérales est plus complexe que celle d'aucun autre agen de la matière médicale. Le choix des sources, les doses les températures, les engins multipliés que comportent les installations thermales, voilà ce qui constitue la formule d'une médication thermale.

Se contenter de prescrire à un malade une eau minérale équivaut à se contenter de prescrire de l'iode, de la morphine, un contro-stimulant, des révulsifs.

Beaucoup de médecins se donnent encore la peine de formuler aux malades qu'ils envoient près d'une station thermale le traitement qu'ils devront suivre. C'est une faute qu'il importe de signaler. Outre que l'on ne peut que rarement se flatter de connaître suffisamment les applications d'une eau minérale, dont on aura même entrevu l'installation, on doit songer que la direction d'un traitement thermal, comme de toute autre médication, est soumise à toutes les éventualités d'un traitement d'une certaine durée, et doit être modifiée suivant toutes les circonstances de tolérance individuelle et d'effets successifs. On voudra bien admettre que j'aie quelque expérience de la pratique thermale et de ses diverses applications : or je n'ai jamais consenti à formuler une direction thermale, pas plus à Vichy qu'ailleurs, alors qu'il ne devait point y avoir un médecin pour la surveiller.

Le premier devoir, en envoyant un malade près d'une station thermale, sera donc de l'adresser à un médecin et de le munir des renseignements les plus topiques qui pourront édifier ce dernier sur le diagnostic et les indications essentielles.

On se gardera également de croire qu'un traitement réitéré ne doive être que la répétition d'un traitement suivi une année précédente. Les résultats saluaires eux-mêmes qu'on aura pu en obtenir, outre le emps écoulé, ne seront propres qu'à en modifier les :onditions d'application.

ONZIÈME LEÇON

TRAITEMENT THERMAL DE LA SCROFULE.

Le traitement thermal de la scrofule comprend deux ortes d'indications très-distinctes : les premières reatives à la scrofule elle-même, considérée comme :tat constitutionnel, en puissance ou en manifestation; es secondes relatives aux déterminations variées que)eut revêtir la diathèse scrofuleuse.

Ce n'est guère que chez les jeunes enfants que l'on iit affaire à la scrofule en puissance, et dégagée de léterminations qui aident à fixer l'indication.

Les antécédents héréditaires, l'apparence constituionnelle, quelques apparitions glandulaires, catarhales ou cutanées superficielles, permettent de traier la scrofule avant qu'elle n'ait éclaté d'une manière)lus manifeste. Alors même l'imminence de la scroule se confond souvent avec les témoignages d'un ymphatisme prononcé.

C'est la médication marine qui convient alors par :xcellence. Je dis la médication marine, et non le bain le mer. J'ai déjà fait remarquer que le bain de mer 'épond à deux médications fort distinctes : le bain de ner froid court, à réaction, n'est à proprement parler ju'une médication hydrothérapique; le bain de mer iède et prolongé est une médication minérale. Le bain le mer, tiède ou chaud, peut être pris en baignoire : nais je fais ici allusion au bain de mer des plages méidionales. Celles-ci sont déterminées par l'orientation)lus que par la latitude. C'est ainsi que nos plages eptentrionales de la Manche et de la mer du Nord trouvent leurs contraires dans les plages méridionales des îles Britanniques. C'est ainsi encore qu'en France, nous devons rapprocher des bains de mer de la Méditerranée, Cette, Marseille, Hyères, Cannes, Nice et Menton, difficiles à hanter durant l'été, ceux de l'ouest, depuis Biarritz, Arcachon, Royan, jusqu'au Croisic, aux Sables-d'Olonne, à la Tremblade, etc.

Au bain de mer hydrothérapique, comme au bain de mer médicamenteux, s'ajoutent l'atmosphère marine, véritable inhalation spontanée, dont l'action thérapeutique est considérable, et l'usage interne de l'eau de mer, à laquelle il serait désirable qu'on pût faire une part plus large et plus facile dans la médication.

Telle est la médication essentielle de la scrofule des jeunes enfants, atmosphère marine, bains, prolongés suivant leur âge, en baignoire ou sur des plages attiédies, usage interne, s'il est toléré. Quant au bain froid et court ou même instantané, il est tout à fait insuffisant dans la scrofule. Il faut le réserver, avec les précautions indispensables, pour des constitutions débiles ou étiolées, auxquelles la scrofule est étrangère.

Les déterminations scrofuleuses qui peuvent devenir l'objet d'indications particulières sont les suivantes : écrouelles, déterminations sur les os et les articulations, scrofulides cutanées, déterminations sur les muqueuses (catarrhes), déterminations sur les organes parenchymateux (à peu près exclusivement la tuberculose).

Le traitement thermal de la scrofule appartient aux eaux chlorurées sodiques. On peut affirmer que c'est là une des spécialisations les mieux accusées de la médication thermale. Les Allemands l'avaient reconnu avant nous. Pendant longtemps, leurs eaux thermales de Nauheim, et froides de Kreuznach, avec leurs eaux mères, tenaient une place importante dans le traitenent de la scrofule, tandis que nous ne paraissions que soupçonner encore de semblables applications près de nos stations thermales de Bourbonne ou de Balaruc, et que nous commencions à peine à comprendre que Salins et ses eaux mères n'avaient rien à envier à Kreuznach.

Le traitement thermal de la scrofule se trouvait alors exclusivement dévolu, en même temps qu'aux bains de mer, aux eaux sulfurées, dont le caractère demande à être ici nettement déterminé, malgré les observations que j'ai déjà présentées sur ce sujet. Les eaux sulfurées sont salutaires aux scrofuleux par leurs qualités stimulantes et reconstituantes, auxquelles il faut ajouter les conditions topographiques particulièrement salutaires qui appartiennent à un grand nombre d'entre elles. Mais elles n'exercent point sur l'état scrofuleux d'action altérante spéciale. Ce qui avait fait illusion à ce sujet, c'est qu'elles conviennent parfaitement à quelques-unes des déterminations les plus communes de la scrofule. Mais, comme traitement diathésique, elles ne sauraient être mises en balance avec les chlorurées.

Si le traitement marin est la médication par excellence de la scrofule des jeunes enfants, les eaux chlorurées sont la véritable médication de la scrofule dans la seconde enfance et l'adolescence : nous verrons tout à l'heure comment les eaux sulfurées sont la médication de la scrofule chez les adultes. C'est que, dans la première enfance, la scrofule est encore en voie d'évolution; c'est que chez l'adulte, elle a perdu toute son activité; mais dans la seconde enfance et la jeunesse, elle se trouve dans son plein épanouissement et réclame alors la médication la plus directe et la plus active.

Cette médication est largement représentée en France

par les eaux froides de Salins, de Salies, les eaux thermales de Bourbonne, Balaruc, Bourbon, Saint-Nectaire, Uriage, la Bourboule ; nous pouvons y ajouter le Moutiers, Lamotte, la Rivière de Salz, près les eaux ferrugineuses de Rennes (Aude), etc.

Dans l'enfance encore, et vis-à-vis de l'écrouelle, les eaux froides de Salins et de Salies, bien que le traitement y soit surtout externe, sont les mieux appropriées. On pourrait dire qu'elles succèdent, comme période thermale, à la médication marine. La Bourboule peut en être rapprochée pour ses excellentes appropriations à l'enfance. A Salins, à Salies, comme à Kreuznach, on fait un grand usage des eaux mères. Il ne faut pas voir dans l'addition des eaux mères un moyen de concentrer encore des bains, déjà plus qu'assez riches en minéralisation. Les eaux mères ajoutent effectivement au bain minéral des propriétés beaucoup plus accentuées. Les engorgements cervicaux subissent une action résolutive considérable, pourvu cependant qu'ils ne soient pas tuberculeux.

Les maladies des os ou des articulations, qui sont toujours ici très-compliquées, avec leur cortége de suppurations celluleuses, de fistules, se laissent modifier par un traitement thermal opportun, d'une manière surprenante, et qu'il faut avoir observée pour s'en faire une idée. Les engorgements du tissu cellulaire se résolvent, le derme s'assouplit, les chairs reprennent une teinte naturelle, la suppuration devient de bonne nature, quelquefois s'accroît d'abord, puis diminue; l'issue des fragments nécrosés est facile, les caries s'arrêtent, et enfin le travail de réparation s'effectue de plus en plus rapidement, pour aboutir à une cicatrisation parfaite.

Mais il ne faut pas croire que les eaux minérales puissent être employées impunément à toutes les périodes de ces actes pathologiques. Il y a une question d'opportunité qui préside à leur emploi et peut se formuler de la manière suivante :

On doit reconnaître deux périodes dans l'évolution simultanée ou successive de ces altérations profondes du tissu cellulaire, du périoste, des os, des tissus péri-articulaires et des articulations elles-mêmes : une période active qui n'a qu'un temps, et une période d'état qui est en quelque sorte illimitée.

La période active s'entend du premier travail, inflammatoire, d'adénite, de phlegmon, d'ostéite ou d'arthrite, qui s'est opéré. La généralisation et la reproduction des altérations consécutives appartiennent à la période d'état.

Il faut éviter les applications thermales pendant les périodes de développement de toutes ces altérations, depuis les simples périostites et engorgements péri-articulaires, jusqu'aux arthrites et aux ostéites profondes. Le moment opportun de la médication thermale est la période d'état, alors que les tissus, et l'organisme lui-même, se sont habitués à l'existence de ces altérations, et même à la reproduction incessante d'altérations identiques. Sans doute il ne faut pas attendre que les tissus malades aient subi des dégénérescences, lardacées, tuberculeuses, qui viendraient les soustraire à tout travail de résolution. Je parle seulement des périodes aiguës, de caractères plus ou moins nettement inflammatoires, qui marquent le début des altérations scrofuleuses.

Dans les circonstances délicates où l'on se trouvera sur les limites d'une opportunité certaine, on préférera les chlorurées thermales aux froides; on redoutera les sulfurées sodiques ; mais on trouvera des tolérances mieux assurées près des sulfurées calciques d'Euzet, Cambo, Enghien, et des chlorurées sulfurées d'Uriage et de Gréoulx, que je regarde comme très-indiquées en pareil cas.

Cependant l'époque habituelle des manifestations actives de la scrofule est dépassée : mais elle a laissé des traces de cette activité : ce sont des catarrhes, respiratoires, génitaux, oculaires, des dermatoses, eczémateuses, impétigineuses, tuberculeuses, des empâtements qui s'indurent, des fistules qui ne se ferment pas, souvent entretenues, comme après les plaies de guerre, par des esquilles tardives; en outre, tous les actes morbides de l'économie reproduisent l'empreinte de la diathèse qui a régné jusqu'alors; enfin, des tuberculisations viscérales menacent directement l'existence.

C'est alors qu'apparaît l'indication formelle des sulfurées, et des sulfurées les plus actives, les sulfurées sodiques à haute thermalité. Luchon, Ax, Cauterets, Bagnols, Amélie, le Vernet, Olette, fournissent des médications très-complètes à ces scrofulides cutanées et muqueuses, à ces dermatoses et à ces catarrhes (1) qui prospèrent et s'enracinent sur des organismes encore viciés; Bonnes, Saint-Honoré, Allevard, plus spéciales pour les maladies respiratoires ; Barèges, surtout, incomparable pour les vieilles maladies des os et des articulations. Ces indications générales suffisent pour le moment : elles se compléteront dans les leçons relatives aux dermatoses, au catarrhe pulmonaire et à la phthisie.

TRAITEMENT THERMAL DE LA SYPHILIS.

L'action des eaux minérales appropriées, dans la syphilis, peut se résumer dans quelques propositions qui ne nécessitent que de brefs commentaires.

(1) Les catarrhes et les dermatoses chez les scrofuleux ne sont pas toujours des scrofulides.

A. Les eaux minérales ne constituent point une médication spécifique de la syphilis.

Telle est la doctrine très-généralement soutenue en France. Il n'en est pas de même en Espagne, où l'on attribue aux eaux sulfureuses, ou du moins à quelques-unes en particulier, des propriétés directement curatives de la syphilis, comparées à celles du mercure, c'est-à-dire spécifiques. Les objections à de semblables affirmations doivent porter moins encore sur la question de diagnostic, que sur la considération suivante : que les eaux sulfureuses, de même qu'elles peuvent modifier très-effectivement certaines déterminations scrofuleuses, sans avoir détruit la scrofule, pourraient exercer une action semblable sur certaines déterminations syphilitiques, sans détruire la syphilis. Ce qu'il y a de certain, c'est que les observations faites jusqu'ici en France ne justifient pas les prétentions de nos confrères espagnols. Nous devons donc faire toutes sortes de réserves au sujet de ces dernières.

B. Les eaux minérales exercent sur les accidents secondaires et tertiaires de la syphilis une action favorable et qui vient les replacer sous l'empire de la médication spéciale.

Ceci nous représente quelque chose d'analogue à la médication substitutive qui ramène à un état aigu et plus facilement curable des inflammations chroniques et résistantes.

C. Les eaux minérales modifient avantageusement cette altération profonde de la constitution qu'entraîne la cachexie syphilitique.

C'est l'action reconstituante des eaux minérales qui est mise directement en jeu.

D. Les eaux minérales paraissent s'opposer très-efficacement à l'apparition des accidents mercuriels, et en déterminer rapidement la disparition lorsqu'ils s'étaient déjà montrés.

Cette propriété d'élimination se rattache aux phénomènes tégumentaires et glandulaires auxquels nous avons attribué une action révulsive, et qui sont un des éléments secondaires, mais effectifs, de la médication thermale.

E. Les eaux minérales peuvent déterminer l'apparition des manifestations spécifiques, dans les syphilis latentes, et servir à caractériser les syphilis larvées, alors que la physionomie de celles-ci est obscure et difficile à reconnaître.

J'ai insisté à plusieurs reprises sur cette propriété inhérente à certaines minéralisations et aux thermalités élevées, de rappeler les manifestations des diathèses en puissance, scrofuleuse, syphilitique, herpétique, goutteuse ou rhumatismale. Mais cette propriété manifestante est loin d'être absolue, et, pour ce qui concerne la syphilis en particulier, il ne faut accorder qu'une confiance relative à ses résultats négatifs.

On voit que l'application des eaux minérales au traitement de la syphilis met en jeu chacun des éléments propres à la médication thermale, et reproduit les actions substitutive, reconstituante, éliminatrice et manifestante que nous lui avons reconnues. Ce qui manque à ce tableau, c'est la représentation de l'action altérante spéciale qui s'adresse à chacune des diathèses qui viennent d'être énumérées : mais c'est sans doute qu'il s'agit, pour la syphilis, d'une action spécifique dont les eaux minérales se trouvent dépourvues.

Celles qui conviendront le mieux sont donc celles qui possèdent au degré le plus complet les propriétés auxquelles nous avons fait appel : les sulfurées et les chlorurées, et les plus actives d'entre elles, Baréges et les sources les plus actives de Luchon, d'Ax, de Cauterets, Bagnols, Amélie, Olette, et d'une autre part Bourbonne, Balaruc, le Moutiers, la Bourboule, Salins.

Les sulfurées sont surtout propres à rappeler les manifestations d'une syphilis larvée, ou, si l'on veut, à vérifier la persistance ou la disparition de la maladie; elles conviennent également au traitement de la cachexie mercurielle. Les chlorurées me paraissent spécialement indiquées, comme reconstituantes, au sujet de la cachexie syphilitique elle-même.

DOUZIÈME LEÇON

TRAITEMENT THERMAL DE LA GOUTTE.

La goutte est la manifestation essentielle de la diathèse urique, ou de l'uricémie. La diathèse goutteuse, à l'inverse de la scrofule, et bien qu'elle ne se transmette pas moins directement par hérédité, ne se montre en général qu'à une époque avancée de la vie, c'est-à-dire dans l'âge adulte, ou même vers l'époque d'involution, pour s'éteindre en général dans la vieillesse. Ses manifestations directes ne se reproduisent que par intervalles. Mais elle offre une ténacité extraordinaire et ne se prête guère qu'à des atténuations incomplètes, bien qu'elle puisse suivre son cours parmi toutes les apparences d'une santé parfaite d'ailleurs.

Telle est la marche habituelle de la goutte dite régulière, ou aiguë, dans ce sens que ses déterminations revêtent les caractères d'accidents aigus, alors même qu'ils affectent une certaine durée.

La thérapeutique ordinaire est tout à fait impuissante contre la diathèse goutteuse. Elle ne peut qu'essayer d'enrayer ses manifestations douloureuses, et non sans dangers immédiats, ou sans de graves inconvénients pour la santé générale. Et, bien que la maladie soit incontestablement aggravée par une hygiène contraire, on ne saurait compter beaucoup sur l'action salutaire d'une hygiène rationnelle. Une médication thermale appropriée, au contraire, si elle est dépourvue d'action directe sur les manifestations aiguës de la goutte, en atténue grandement la gravité en modifiant la diathèse dans un sens favorable.

La médication thermale *altérante* de la goutte paraît exclusivement représentée par les eaux bicarbonatées sodiques. Je me suis déjà expliqué sur le mode d'action qu'il est permis d'attribuer à celles-ci. Je me bornerai, en ce moment, à les étudier au point de vue clinique.

Les eaux bicarbonatées sodiques franches sont en petit nombre. Vichy et Vals n'ont pas d'égales pour la netteté de leur constitution. Comme il n'a guère été question de Vals jusqu'ici, dans le traitement de la goutte, je ne m'occuperai que de Vichy, qui doit sans doute à sa thermalité la spécialité de ses applications au traitement de cette maladie.

Les eaux de Vichy sont toujours indiquées, sauf les restrictions que j'indiquerai tout à l'heure, dans la goutte à déterminations articulaires et franches. L'action habituelle du traitement est de rendre les accès de goutte plus rares et de moindre intensité; c'est en général tout ce qu'on doit en attendre, bien que dans quelques cas elle réussisse à les éteindre à peu près complétement. De tels résultats seront plus ou moins marqués, suivant que la diathèse possédera une puissance plus ou moins grande, et suivant la disposition assez inégale des sujets à en subir l'impression.

L'opportunité d'application du traitement est très-importante à déterminer. La goutte est une diathèse à manifestations nécessaires (représentées par les dépôts articulaires d'urate de soude), séparées par des intermissions complètes, et dont il faut se garder de troubler l'évolution. Toute intervention perturbatrice offre des inconvénients ou des dangers. Il faut donc n'appliquer le traitement thermal que le plus loin possible des accès, soit avant, lorsque leur retour peut être prévu, soit après, tant que la résolution n'en est pas achevée. Si l'on a égard à cette règle, on peut recourir à la médication sans aucune crainte, celle-ci ne pouvant alors avoir d'autre effet que d'amoindrir la diathèse au bénéfice de la santé générale, au rebours des médications vulgaires de la goutte, qui n'agissent qu'à la manière d'agents perturbateurs, et dont l'action est si souvent désastreuse.

Je ne puis entrer ici dans de grands détails touchant le mode d'administration des eaux de Vichy dans la goutte, sujet cependant fort important, bien qu'il soit traité très-légèrement par les malades eux-mêmes. Je dirai seulement, eu égard à des notoriétés que je ne saurais passer sous silence, que les sources thermales de Vichy sont beaucoup mieux appropriées à la goutte que la source froide des Célestins, désignée par une tradition irrationnelle. La balnéation n'est pas moins salutaire aux goutteux que l'usage interne des eaux. Cependant il y a des restrictions à faire à ce sujet. Il est des goutteux chez qui elle ramène immanquablement des manifestations aiguës. Il faut également s'en abstenir aux époques voisines des accès de goutte, imminents ou de résolution imparfaite.

L'indication de Vichy, c'est-à-dire d'un traitement directement diathésique, ou altérant, est d'autant plus précise que la goutte articulaire est plus franche, que la santé générale est meilleure, en dehors des accès de goutte, que la constitution se rapproche davantage de la forme pléthorique familière aux goutteux.

Mais il n'en est plus ainsi s'il s'agit de constitutions délicates ou nerveuses, ou de santés altérées, ou de symptômes articulaires dépourvus de caractère franchement inflammatoire. Toutes ces conditions se prêtent beaucoup moins à un traitement thermal quelconque. Chez les goutteux névropathiques, à accès plus douloureux que fluxionnaires, mobiles, alternant avec des névralgies, des gastro-entéralgies, je réunis ici des types à physionomie très-variée, Vichy est contre-indiqué. On pourra le remplacer par Royat, Saint-Nectaire, le Mont-Dore, ou par des eaux indéterminées, comme Néris, Luxeuil, Evaux, Dax, Aix (Provence). Alors le caractère altérant ou diathésique de la médication disparaît : mais si l'on traite moins directement la goutte, on traite avantageusement l'état constitutionnel. Quant aux goutteux disposés aux congestions actives vers la poitrine ou la tête, ou atteints de maladies du cœur, il faut s'abstenir de tout traitement thermal.

La goutte chronique, qu'il ne faut pas confondre avec les déformations, les empâtements, les incrustations qu'ont pu laisser les accès de goutte aiguë, chez les sujets disposés aux productions tophacées, est une goutte dans laquelle les jointures atteintes sont le siége d'un travail sub-inflammatoire lent et continu, quelquefois insensible, mais interrompu de temps à autre par des explosions aiguës. Tant que la santé générale se soutient, que la constitution est résistante, Vichy intervient encore très-utilement.

Mais ces gouttes chroniques finissent presque toujours par devenir cachectisantes : il s'agit ici de cachexies à longues périodes, à forme anémique, avec atonie digestive et tendance hydrémique. Vichy est absolument contre-indiqué alors, et je ne connais guère de traitement thermal qui puisse y suppléer.

Les eaux ferrugineuses thermales de Sylvanès, de Barbotan, de Rennes, les sources ferro-manganésiennes de Luxeuil, pourront cependant être employées utilement.

Néanmoins, si l'état constitutionnel ne présente pas de telles contre-indications, et qu'il s'agisse spécialement de remédier aux roideurs, aux empâtements, aux incrustations des gouttes tophacées, dépourvues de caractères d'activité, les eaux chlorurées sont très-utiles, Bourbonne, Bourbon, Saint-Nectaire, principalement. Wiesbaden (Allemagne) possède une appropriation à ces sortes de cas très-notoire et très-réelle, mais qu'elle ne fait que partager avec les stations que je viens de désigner.

Dans des cas d'impotence articulaire ou péri-articulaire très-atonique, les boues minérales, Dax, Saint-Amand, fourniront quelquefois des ressources inespérées.

TRAITEMENT THERMAL DE LA GRAVELLE URIQUE.

La gravelle urique, au point de vue du traitement thermal, peut être considérée suivant trois catégories :

1° Manifestations graveleuses transitoires, peu considérables, point douloureuses.

2° Gravelles très-déterminées, diathèse puissante.

3° Prédominance, essentielle ou actuelle, de phénomènes douloureux, douleurs rénales, coliques néphrétiques, ou de phénomènes inflammatoires (néphrite graveleuse).

Quand nous aurons étudié ces trois ordres de faits, nous aurons passé en revue toute la médication thermale de la gravelle.

1° La gravelle, qui n'est qu'une des formes de l'uricémie, ne se montre pas habituellement avec la suite et la résistance de la goutte. Elle ne consiste souvent qu'en manifestations effectives, sans aucun trouble de la santé, ou elle ne se montre qu'accidentellement, à de longs intervalles. C'est à peine une maladie. Mais c'est alors au moins une indication. Nous pouvons prendre la famille des bicarbonatées, et partout où nous trouverons des bases sodiques suffisantes, nous aurons une médication effective de la gravelle, au moins sous la forme très-simple que nous supposons : d'abord les bicarbonatées sodiques, Vichy, Vals, le Boulou ; les bicarbonatées mixtes, Saint-Alban, Sail, Celles, Royat, etc. ; Pougues, qui, bien que très-calcique, n'est pas dépourvue de bases sodiques ; Contrexéville, bicarbonatée sulfatée, Vittel, cependant plus faible que Contrexéville en bases sodiques; et enfin les sulfurées sodiques elles-mêmes, alors que la dégérescence a développé leur caractère sodique, tout spécialement la Preste.

2° Si la diathèse est très-déterminée, avec gravelle volumineuse, habituelle, douloureuse, il faut recourir aux bicarbonatées sodiques franches, Vichy, Vals, le Boulou. C'est à cette classe que revient très-spécialement le traitement de la diathèse urique, sous la forme de gravelle, comme sous la forme de goutte. Bien que la médication ait beaucoup plus de prise sur la gravelle que sur la goutte, on ne parvient pas toujours à enrayer la formation des graviers. Mais à peu près certainement, on réussit au moins à en atténuer les conséquences douloureuses, à éloigner ou même à supprimer complètement la colique néphrétique.

3° Mais il est des gravelles où les accidents douloureux dominent, soit des douleurs rénales, violentes et habituelles, soit des coliques néphrétiques obstinées. La rétention des graviers dans le rein doit toujours être alors soupçonnée, et presque avec certitude, si la continuité des douleurs, et les urines purulentes (ou sanglantes), annoncent de la pyélite ou de la pyélo-néphrite.

Les bicarbonatées franches et à minéralisation notable sont alors contre-indiquées. Il faut recourir aux eaux moins actives que j'ai signalées comme suffisantes dans le cas de gravelle à manifestations légères et éloignées. Il faut savoir au besoin écarter une médication diathésique, c'est-à-dire essentielle, pour aviser au plus pressé. Les stations qui paraissent posséder la spécialisation la mieux déterminée en pareil cas sont Contrexéville, Pougues et la Preste. Il s'agit ici d'indications formelles dans les cas tranchés, mais plus délicates à saisir dans des cas moins caractérisés. La contre-indication de Vichy, par exemple, où se traitent un si grand nombre de gravelles, ne se déduit pas de l'existence de coliques néphrétiques, mais de leur répétition, actuelle surtout, de leur facilité à se reproduire. Il y a des graveleux, en petit nombre il est vrai, qui ne peuvent toucher aux eaux de Vichy sans être pris de coliques néphrétiques Quelquefois avec de la persévérance, et au prix de crises réitérées, ils finissent par être débarrassés de leurs graviers. Mais en pareil cas, je n'hésite pas à conseiller Contrexéville, où l'on obtient beaucoup plus sûrement l'atténuation des phénomènes douloureux. Ceux-ci écartés, reparaît l'indication de Vichy, plus formellement diathésique.

J'ai à reproduire ici, à propos de la gravelle, une remarque analogue à celle que j'ai présentée au sujet des applications des eaux de Vichy à la goutte. L'eau froide des *Célestins* touche l'appareil urinaire beaucoup plus directement que les autres sources de Vichy. On peut en déduire une indication dans les gravelles simples. Mais pour les gravelles à tendance douloureuse ou inflammatoire, il faut en déduire une contre-indication. L'eau thermale de l'*Hôpital* est alors parfaitement tolérée, tandis que celle des *Célestins* ne peut qu'aggraver les accidents locaux. C'est ainsi qu'à Vals les sources faiblement minéralisées doivent en pareil cas suppléer les sources fortes (*sources vivaraises*, nos 2 ou 3).

Tout ceci s'applique à la gravelle oxalique comme à la gravelle urique. Quant aux gravelles phosphatiques, je considère que leurs indications sont tout à fait connexes avec celles du catarrhe, et je renvoie à la leçon consacrée aux catarrhes urinaires.

Pour ce qui est des calculs vésicaux, les eaux minérales sont tout à fait impuissantes, et même contre-indiquées, parce qu'une médication impuissante, alors qu'elle est douée d'une certaine activité, se retourne presque toujours contre les phénomènes auxquels elle a été adressée. L'idée d'une action dissolvante d'eaux minérales quelconques sur des concrétions existantes est chimérique. Dans la gravelle, l'eau minérale n'agit sur les graviers eux-mêmes que pour en faciliter l'issue. L'action réelle des eaux minérales, bien autrement importante qu'une action dissolvante qu'il faudrait incessamment recommencer, s'adresse aux causes pathogéniques de la gravelle et des calculs, en enrayant plus ou moins complètement la formation des concrétions. C'est ainsi qu'un traitement thermal adressé en temps opportun soit à la diathèse urique, soit au catarrhe urinaire, peut sans doute prévenir la formation de la pierre en soustrayant à l'urine les éléments soit uratiques soit phosphatiques qui y concourent : mais il ne pourrait exercer aucune action sur la pierre elle-même.

TRAITEMENT THERMAL DU DIABÈTE.

Lorsque l'urine renferme un excès d'acide urique, l'introduction d'une eau bicarbonatée sodique réussit presque toujours à en interrompre rapidement l'apparition. Mais ce n'est qu'un résultat passager. Pour arriver à corriger l'anomalie dont le caractère de l'urine est le témoignage, il faut instituer un traitement méthodique. On peut obtenir alors une guérison radicale, car l'état diathésique dont la gravelle urique est la manifestation n'est pas indestructible, ou bien on en réduit les expressions dans une proportion déterminée ; ce n'est que dans des cas extrêmement rares que la médication demeure entièrement impuissante.

Il en est de même du diabète. Le phénomène glycosurique est en général modifié très-directement et rapidement par les eaux bicarbonatées sodiques : mais il faut recourir à un traitement méthodique pour modifier profondément l'anomalie à laquelle il correspond.

On sait aujourd'hui que la glycosurie peut ne se montrer que comme un phénomène transitoire, dû à de certaines conditions organiques ou fonctionnelles que des observations ultérieures détermineront d'une manière plus précise, car c'est un sujet qui ne s'est introduit que très-récemment dans la pathologie. Il ne sera point question ici de ces sortes de glycosuries qui disparaissent, si les circonstances dont elles dépendent viennent elles-mêmes à disparaître.

Il est des diabètes qui, comme la gravelle urique, durent un certain temps, et disparaissent sous l'influence d'un traitement dans lequel l'hygième joue un rôle non moins direct que la thérapeutique. Dans l'un comme dans l'autre cas, la récidive peut demeurer imminente : mais la maladie a guéri, au moins pour un temps.

Mais une fois livré à l'anomalie que caractérise l'assimilation imparfaite des principes sucrés de l'alimentation ou de l'économie, l'organisme ne parvient pas toujours à retrouver les facultés qu'il a perdues. Et, comme dans la goutte diathésique, où il s'agit de l'assimilation imparfaite des principes azotés de l'alimentation ou de l'économie, la maladie persiste avec des alternatives, des intermissions, ou en suivant une chronicité continue.

Je n'entends pas par ces rapprochements établir entre les diathèses urique et glycosurique une identité que quelques pathologistes leur avaient attribuée. Je ne considère nullement la glycosurie comme une manifestation de la diathèse urique. La diathèse urique et la diathèse glycosurique offrent ceci de commun qu'elles ont l'une comme l'autre pour sujet l'anomalie de l'assimilation de l'un des principes immédiats de l'alimentation. Seulement, si elles appartiennent à une même classe de perturbation physiologique, elles diffèrent dans leur mode pathologique.

Jusqu'ici le traitement thermal du diabète n'a guère été effectué sur une certaine échelle qu'à Vichy : aussi devons-nous concentrer cette étude dans cette station. Nous pouvons, en poursuivant sur le terrain de la clinique le rapprochement physiologique de la diathèse glycosurique avec la diathèse urique, considérer les bicarbonatées sodiques comme absolument spéciales à son sujet. Il est vraisemblable que Vals partage ces attributions. C'est à Carlsbad que le diabète est traité spécialement dans le reste de l'Europe. J'ai précédemment exposé comment la qualité bicarbonatée sodique de Carlsbad, et la grande prédominance de ses bases sodiques expliquaient l'apparente idenlité de ses applications avec celles de Vichy, malgré la différence effective de sa constitution où les chlorures, et surtout les sulfates, tiennent une si grande place. Je ne doute pas que, près d'autres bicarbonatées, et surtout près d'autres eaux très-sodiques, on ne puisse obtenir des résultats favorables dans la glycosurie. Mais je ne pense pas non plus que l'on rencontre auprès d'aucune d'entre elles des actions aussi formellement afférentes à ce traitement qu'auprès des bicarbonatées sodiques franches.

On sait quelle influence considérable le régime approprié, accompagné ou non d'une médication rationnelle, exerce sur les phénomènes glycosuriques. Mais en général cette influence est toute immédiate, l'anomalie n'en est pas sensiblement modifiée, et les phénomènes morbides reparaissent dès que le régime a cessé. Les troubles fonctionnels et nutritifs qui caractérisent le diabète, au même titre que la glycosurie elle-même, suivent communément une marche parallèle; car, dans la plupart des cas, ils sont directement subordonnés au fait *apparent* de la glycosurie. Mais il n'en est pas toujours ainsi, parce que, fait sur lequel je ne saurais trop appeler l'attention, l'élimination glycosurique n'est pas toujours en rapport avec l'imprégnation de l'économie par le sucre non assimilé. Ce n'est pas la déperdition des principes sucrés par l'urine qui détermine la cachexie diabétique, c'est au contraire la rétention de ces principes et leur pénétration dans tout le système : il en résulte une véritable intoxication qui rend compte de l'amaurose, de l'atonie musculaire, de la tendance gangréneuse, en un mot des phénomènes cachectiques.

Je ne saurais donner une meilleure idée des effets du traitement thermal de Vichy dans le diabète, le diabète diathésique, qu'en le rapprochant de ceux qu'on obtient du régime méthodique. Lorsque ce régime vient à intervenir dans le cours d'un diabète, même ancien, et jusqu'alors méconnu, on voit le sucre urinaire diminuer, quelquefois disparaître, les forces se ranimer, l'amaigrissement cesser, enfin la santé semble renaître. Ces résultats sont très-rapides, mais se tiennent en général dans des limites qui ne sont pas dépassées.

Les diabétiques qui viennent suivre un traitement thermal ont presque toujours déjà subi cette influence favorable. Or le traitement thermal ne fait pas autre chose qu'amoindrir encore la glycosurie et remonter également l'état dynamique et nutritif; ses effets peuvent être persistants, ils ont toujours une certaine durée. Mais, si l'on voit quelquefois la maladie enrayée d'une manière définitive, il est certain que l'action curative du traitement thermal est elle-même souvent limitée.

Comme dans la goutte, on agit manifestement sur la perversion de l'assimilation, on la combat, on la corrige, mais il est rare qu'on la maîtrise absolument. On rend une santé relative, on prévient des périls, plus imminents dans le diabète que dans la goutte, mais on n'arrive pas toujours à une véritable guérison. On s'en rendra compte si l'on veut bien, à l'endroit de ces sortes d'anomalies, et de ces sortes de médications, écarter toute idée de spécificité. Ces médications s'adressent par des actions physiologiques à des anomalies déterminées, sur leur terrain physiologique. Si l'origine de ces dernières est récente, qu'elles ne soient pas encore ancrées dans l'organisme, leur marche peut être définitivement enrayée : c'est ce que j'ai vu plus d'une fois à Vichy dans des diabètes récents. Mais une fois maîtresses de l'organisme, il est dans l'essence de ces diathèses de persister indéfiniment ; elles ne disparaissent point.

Je ne connais pas de contre-indications au traitement thermal de Vichy dans le diabète franc, essentiel, primitif, à moins que la cachexie ne soit trop avancée. Lorsque la maladie, trop longtemps méconnue, a atteint un degré considérable d'intensité, que l'économie est profondément imprégnée de principes sucrés, que le système n'est plus susceptible de réaction, le traitement n'a plus de prise ni sur l'anomalie elle-même, ni sur les tissus vicieusement organisés, et en pareil cas une médication dépourvue d'efficacité risque d'agir en sens contraire.

Il est d'autres cas, fort différents, où la maladie marche au contraire avec une grande rapidité, et une sorte d'acuité, avec tendance pyrétique, ou prédominance névrosique, représentant pour ainsi dire une cachexie aiguë. Tout traitement thermal est alors également contre-indiqué, et n'est propre qu'à précipiter la marche d'accidents redoutables. Cette forme de diabète est surtout commune chez les jeunes sujets, et mène fatalement à une tuberculisation rapide. Une tuberculisation lente, et non inflammatoire, peut, dans d'autres circonstances, ne pas contre-indiquer absolument le traitement si directement pathogénique de Vichy. Mais il s'agit là d'appropriations fort délicates, et sur lesquelles il serait difficile de formuler des conseils précis.

Le séjour marin paraît très-salutaire aux diabétiques, pourvu toutefois qu'il ne s'agisse pas des diabètes rapides et tuberculisants des jeunes sujets. Les bains de mer sont également très-utiles dans le diabète diathésique. Mais la médication marine ne possède pas à son sujet une action spéciale qui puisse tenir lieu de celle qui appartient aux eaux bicarbonatées sodiques.

TREIZIÈME LEÇON

TRAITEMENT THERMAL DU RHUMATISME.

Le rhumatisme dont il est ici question n'est point le rhumatisme articulaire aigu, ni l'arthrite chronique, mais la douleur fixe ou mobile, devant habituellement sa première apparition ou ses manifestations ultérieures au refroidissement de la périphérie, siégeant dans les tissus fibreux ou musculaires des membres ou du tronc, ou sur le trajet des nerfs ou dans les parois des viscères creux, myalgie, arthralgie, névralgie, viscéralgie, en un mot le rhumatisme vulgaire. L'emploi des eaux minérales à son sujet se rattache à des indications très-variées. Nous suivrons le rhumatisme depuis ses conditions les plus simples jusqu'aux plus complexes.

Le rhumatisme des muscles et des tissus fibreux des membres ou du tronc peut survenir tout accidentellement chez des sujets de constitution moyenne. S'il ne s'agit que de douleurs rhumatoïdes passagères, il n'y a pas lieu de recourir aux eaux minérales. Mais s'il s'agit de douleurs à fréquentes répétitions, ou de douleurs fixées sur une région musculaire ou sur une jointure, et résistant aux moyens plus à portée qu'on aura pu employer, et dont nous n'avons pas à nous occuper, on devra recourir aux eaux minérales.

Ici la spécialisation des eaux minérales se rattache, non pas à leur propre constitution, mais au seul fait de leur température élevée. Les eaux minérales à haute thermalité sont à proprement parler les eaux spéciales du rhumatisme, à la condition d'une installation balnéothérapique suffisante puisqu'il s'agit de traitements essentiellement externes. L'énumération de toutes les stations auxquelles on peut s'adresser serait trop longue; je citerai les principaux types : Luchon, Ax, Cauterets, Amélie, le Vernet, Aix (Savoie), Bagnols (sulfurées), Bourbonne, Balaruc, Lanotte, Bourbon-Lancy, la Bourboule, Saint-Nectaire, Bourbon-l'Archambault (chlorurées), Bagnères-de-Bigorre (sulfatée), Néris, Plombières, Luxeuil, Chaudesaigues, Aix (Provence), Bains, Dax, Hamman-Mez-Coutin, le Mont-Dore (indéterminées).

On voit que ces eaux appartiennent aux sulfurées, aux chlorurées et aux indéterminées. On trouve à l'étranger des eaux analogues, telles que Viterbe et Acqui, sulfurées, en Italie; Baden-Baden et Wiesbaden, chlorurées, en Allemagne; Bath, sulfatée, en Angleterre; Pfeffers, en Suisse, les deux Tœplitz, en Bohême et en Hongrie, indéterminées.

Dans le rhumatisme simple, toutes ces eaux peuvent être indifféremment employées, sous forme externe, c'est-à-dire en bains et en douches, en se gardant d'un usage exagéré de ces dernières. Quant aux nuances d'indications qui pourront dépendre des tempéraments ou des conditions physiologiques du sujet, elles se déduiront des considérations qui vont suivre.

Le rhumatisme ne se présente pas toujours dans les conditions aussi simples que celles que nous venons de supposer. Il ne se fixe habituellement chez un individu que parce qu'il l'a trouvé dans des conditions anormales préexistantes.

Nous trouvons d'abord des individus mous et lymphatiques. Le rhumatisme est moins douloureux alors, mais très-opiniâtre, disposé à se fixer sur les articulations, à engorger et à épaissir les tissus, surtout si l'état lymphatique existe à un haut degré, ou s'il s'agit de la scrofule.

Il est une autre forme de rhumatisme tout opposée à celle-ci : elle se montre chez des individus nerveux, excitables. Le rhumatisme est très-douloureux, plus mobile, tendant plutôt à se fixer sur le trajet des nerfs que sur les tissus blancs.

Le rhumatisme peut se combiner avec l'uricémie plus ou moins prononcée, c'est-à-dire avec la gravelle urique ou la goutte, ou bien chez des sujets chez qui des antécédents héréditaires, l'apparence constitutionnelle, certains troubles fonctionnels, l'asthme, la migraine, la gastralgie dyspeptique, laissent soupçonner une disposition uricémique.

Il peut encore alterner avec des manifestations dermatosiques, qui paraissent appartenir à l'herpétisme.

Enfin, en dehors de toutes ces diathèses, on voit le rhumatisme s'opiniâtrer chez des sujets affaiblis, soit par suite d'une constitution originellement faible, soit par suite de conditions hygiéniques mauvaises, habitation ou régime vicieux, fatigues exagérées, etc.

La première chose à faire, lorsqu'on rencontre un rhumatisme opiniâtre, est de se livrer à une analyse pathogénique, d'où découleront les véritables indications thérapeutiques. Au point de vue des applications pratiques, il faut bien savoir que le rhumatisme est toujours ici secondaire. Le rhumatisme n'engendre pas la scrofule, ni l'arthritis, ni la névropathie. On ne saurait dire, il est vrai, que la scrofule, ou l'arthritis, ou la névropathie engendrent le rhumatisme : mais on peut affirmer que ces diathèses engendrent le rhumatisme tenace. Il semble, dans tous ces cas, qu'un défaut de réaction de l'organisme contre la cause la plus manifeste du rhumatisme, le froid humide, ou quelque autre cause moins notoire, le livre à une affection dont il ne possède pas, pour ainsi dire, le moyen de se débarrasser, soit par insuffisance de force, comme chez les individus affaiblis, soit en raison des désordres existant dans l'harmonie du système, comme dans les diathèses qui viennent d'être énumérées.

Dans tous les cas de ce genre, l'indication passe en quelque sorte par-dessus le rhumatisme : c'est aux états diathésiques ou constitutionnels sur lesquels il se trouve enté qu'elle doit être adressée : ce qui a trait à lui-même, c'est la thermalité élevée. De sorte que je pourrais me borner à renvoyer au tableau de la spécialisation des eaux minérales, où l'on trouverait, dans chacune de ses divisions, les eaux à température élevée qui conviennent à chacune des diathèses et des états constitutionnels qui dominent le rhumatisme lui-même.

Je ferai remarquer à ce sujet combien une méthode certaine simplifie les questions. Si l'on parcourt les monographies thermales, on voit que la plupart s'attribuent des applications directes au traitement du rhumatisme. Ces attributions sont légitimes, mais elles sont distinctes les unes des autres. Or, si l'on part de l'idée pathogénique, les indications propres à chacune d'elles se trouvent nettement déterminées, et il ne reste qu'à avoir égard à la spécialisation inhérente au rhumatisme, la thermalité.

A part cela, le choix des stations demeure à peu près indifférent. Qu'il s'agisse de sujets lymphatiques, ou de constitutions misérables ou affaiblies, les eaux sulfurées de Luchon, Ax, Cauterets, Bagnols, Aix (Savoie), ou chlorurées de Bourbonne, Bourbon, Balaruc, Lamotte, la Bourboule, seront également salutaires.

Cependant un point très-important est de discerner les rhumatismes qui réclament une médication stimulante de ceux qui exigent une médication relativement sédative. Ces derniers ne sont pas toujours des névropathiques. Il est des constitutions lymphatiques, affaiblies, qui ne supportent pas facilement l'excitation. Il faut en pareil cas écarter les eaux à minéralisation déterminée, telles que les sulfurées actives et les chlorurées fortes, et souvent même les hautes thermalités. Nous trouvons, parmi les sulfurées et les bicarbonatées, des stations qui s'appliquent parfaitement à de semblables indications, telles que Saint-Sauveur et les Eaux-Chaudes, sulfurées, Châteauneuf, la Malou, Royat, bicarbonatées, et toutes sensiblement ferrugineuses, et encore certaines sources sulfatées calciques telles que Bagnères-de-Bigorre ou Foncaude.

Quant aux rhumatismes névropathiques et aux névralgies rhumatismales, outre les précédentes, la famille des indéterminées nous fournit des stations nombreuses et également efficaces, telles que Néris, Bains, Plombières, Aix (Provence), Luxeuil, Dax, Bourbon-Lancy (chlorurée faible), etc., répandues par tout notre territoire, et dont les conditions d'installation sont partout très-satisfaisantes.

Lorsque le rhumatisme se trouve combiné avec l'arthritis (uricémie), il faut s'adresser à des eaux bicarbonatées : Vichy convient surtout si l'arthritis est très-prononcée, comme il convient dans certains cas où le rhumatisme semble entretenu par une dyspepsie opiniâtre. Mais Royat sera plus souvent applicable : je mentionnerai encore la Malou, le Mont-Dore, celui-ci indéterminé, mais sensiblement bicarbonaté. Cependant, s'il s'agit de sujets très-excitables, l'indication sédative l'emporte sur l'indication diathésique, et on devra préférer Néris ou Luxeuil. On se gardera, dans les cas de ce genre, des sulfurées, même faibles, malgré l'opinion de quelques médecins suivant lesquels les qualités alcalines des sulfurées sodiques pourraient suppléer aux bicarbonatées. Chez les rhumatisants herpétiques, au contraire, c'est aux eaux sulfurées qu'on s'adressera, et Barèges conviendra particulièrement alors aux rhumatismes fixes et opiniâtres.

Le rhumatisme peut affecter des déterminations ırticulières qui doivent être prises en grande conlération dans l'indication thérapeutique, et qui se ɔuvent elles-mêmes en rapport assez précis avec tat constitutionnel. Ces déterminations peuvent re rapportées à deux groupes principaux : les viscélgies rhumatismales, qui ne s'observent guère que ıez les névropathiques, et les engorgements articuires qui appartiennent en général à des scrofuleux ı à des syphilitiques, quelquefois à des arthritiques outteux).

Les premières réclament les indéterminées à haute ermalité, très-particulièrement Plombières, Luxeuil, ɔurbon-Lancy. C'est souvent à tort que le siége de névralgie rhumatismale vers l'estomac (gastralgie, ıigastralgie), les intestins, ou quelque autre point l'abdomen, surtout s'il s'y joint de la dyspepsie, ıraît indiquer l'emploi des bicarbonatées sodiques, lles que Vichy. Pougues est mieux toloré que ces ɜrnières. Mais les traitements à peu près exclusiveıent externes des stations mentionnées plus haut sont ut autrement efficaces.

L'association du rhumatisme avec la scrofule n'est ıs très-commune. Cependant il se peut que certaines meurs blanches aient une origine purement rhuatismale. Il faut toujours se méfier, chez les scrofuux comme chez les syphilitiques, des douleurs qui fixent sur les jointures, et se hâter de les traiter 'ant que les tissus aient eu le temps de subir des ansformations. Si les sulfurées actives de Luchon, x, Cauterets, Bagnols, Amélie, Baréges surtout, sont ès-efficaces, les chlorurées de Bourbonne, Bourbon, ılaruc, la Bourboule, ne sont pas moins appropriées. indication de ces dernières sera d'autant plus forıelle que la maladie aura une plus longue durée, et que l'épaississement et l'induration des tissus seront plus prononcés.

Ceci est également applicable aux engorgements et aux roideurs que laisse si souvent après lui le rhumatisme articulaire aigu. S'il s'agit de lésions anciennes, avec disparition de la douleur, et qu'il ne reste que de l'impotence des jointures, on trouvera dans les boues de Dax et de Saint-Amand une médication très-puissante. Celle-ci paraît surtout indiquée, alors que l'état rhumatismal ayant cessé de sévir par lui-même, les lésions périarticulaires offrent un caractère tout local, et réclament une médication plutôt résolutive qu'altérante, plutôt locale que diathésique.

Dans le rhumatisme goutteux proprement dit, c'est-à-dire dans la combinaison effective du rhumatisme avec la goutte, quand l'état goutteux semble prédominer, c'est-à-dire que les douleurs ne sont pas très-vives, qu'il y a plutôt apparence de déformation des extrémités articulaires que d'épanchement dans l'intérieur de l'articulation, que les petites jointures sont spécialement entreprises, Vichy est employé très-utilement. Mais les chlorurées de Bourbonne, Bourbon ou Balaruc ne sont pas moins efficaces.

TRAITEMENT THERMAL DU NÉVROSISME.

Comme la scrofule, comme la goutte, le névrosisme se transmet par hérédité, affecte des déterminations spéciales, lesquelles sont les névralgies ou les névroses locales ou généralisées, et répand une physionomie particulière sur tous les actes pathologiques qui lui sont étrangers. Voici pourquoi je considère le névrosisme comme un état diathésique.

Les difficultés extrêmes que l'on éprouve à agir sur cet état de l'organisme par les agents ordinaires de la ıérapeutique se retrouvent dans la médication therıale. Celle-ci ne possède qu'une faible action sur les ›rmes particulières et les localisations du névrosisme. lle ne saurait guère répondre qu'à l'indication généıle et un peu confuse de calmer et de régulariser le ‹stème nerveux excité ou mal équilibré. Il est cer.in que les balnéations sédatives et indéterminées ›s eaux faiblement minéralisées ou sulfatées calciıes rendent de grands services dans ce double sens : .nsi, Bagnères-de-Bigorre, Encausse, Foncaude, éris, Ussat, Saint-Sauveur (sulfurée sodique), etc. e telles médications se trouvent assez en harmonie ‹ec le caractère de la maladie, aussi vague que leurs ıinéralisations elles-mêmes. En effet, s'il est des moılités constitutionnelles qui méritent le nom d'*états*, est bien ces maladies sans matière, qui n'offrent pas › symptômes tangibles, qui peuvent n'atteindre dans ur évolution aucune des grandes fonctions de l'écoımie, qui n'altèrent dans leur structure ni les orınes ni les tissus, mais qui impriment en quelque ›rte une teinte particulière à tous les actes physioloques comme à tous les actes pathologiques.

La médication thermale s'applique difficilement aux odalités pathologiques qui se rattachent le plus rectement au névrosisme, telles que les névroses ›néralisées et les névralgies. Cependant on a vu quelıefois des névralgies localisées, sciatiques, cervicas, plantaires, etc., céder aux eaux de Néris. L'hystérie ses nombreuses variétés peuvent être atténuées par › eaux minérales que j'ai signalées tout à l'heure, ıxquelles il faut ajouter La Malou. Mais on n'obtient général que des résultats assez incomplets de ces rtes de traitements.

Le névrosisme doit être surtout considéré dans son pprochement avec les autres états morbides qui lui nt étrangers.

Il n'est pas d'états constitutionnels ni de modes pathologiques qui ne puissent se combiner avec le névrosisme. Sans parler de l'anémie qui l'accompagne le plus habituellement, la considération du névrosisme a principalement pour objet la recherche des modifications qu'elle doit apporter au choix des médications sollicitées par les indications les plus diverses.

Chacune des classes d'eaux minérales que nous avons passées en revue présente, en opposition avec des eaux d'une activité déterminée, des eaux peu minéralisées, faibles, sollicitant peu d'actions physiologiques ou pathogénétiques, et, par suite, ou relativement sédatives, ou au moins très-peu excitantes de l'innervation. C'est ainsi que, parmi les sulfurées, nous avons remarqué les sources douces ou à lait de soufre de Luchon et d'Ax, les sulfurées dégénérées de Cauterets et des Pyrénées-Orientales, les sulfurées affaiblies de Saint-Sauveur; parmi les chlorurées, Bourbon-Lancy et Gréoulx peuvent suppléer Bourbonne et Uriage, comme parmi les bicarbonatées, Pougues et Saint-Alban peuvent suppléer Vichy, et les sources faibles de Vals peuvent remplacer les sources fortes de cette même station. Enfin, dans les dermatoses, les métrites chroniques, les sulfatées calciques et les indéterminées remplacent les eaux à minéralisation déterminée; dépourvues d'actions altérantes, elles possèdent des actions reconstituantes fort réduites, mais encore effectives. Je me borne à ces indications générales, auxquelles on pourra trouver un complément dans les leçons relatives à la chlorose, à la gastralgie, à l'entéralgie et à la paralysie.

QUATORZIÈME LEÇON

TRAITEMENT THERMAL DE L'ANÉMIE ET DE LA CHLOROSE.

Je réunis ici l'anémie et la chlorose, parce que les considérations qui s'y rattachent au sujet du traitement thermal peuvent être rapprochées sans inconvénient.

Nous n'aurons pas à nous occuper de l'*anémie* qui se trouve sous la dépendance de certains états morbides, tels que la tuberculose, le cancer, les diarrhées chroniques, etc., mais de l'anémie qui existe en dehors de toute altération organique des solides. L'anémie succède à des pertes de sang, ou à la convalescence de certaines maladies, par exemple du rhumatisme articulaire aigu, ou de maladies traitées d'une certaine façon. Ou bien elle est la conséquence de circonstances plutôt hygiéniques que pathologiques, de travaux physiques ou intellectuels exagérés, de l'insuffisance de lumière ou d'exercice, d'une alimentation incomplète, ou de causes affectives prolongées. Enfin il est des anémies qui apparaissent sans cause manifeste, quelquefois au milieu des conditions hygiéniques et affectives les plus favorables en apparence, vers l'âge de retour et très-particulièrement chez les hommes. Ces anémies spontanées, qui finissent par des engorgements et des dégénérescences hépatiques et spléniques et par l'hydropisie, sont la leucémie des modernes, une des maladies les plus irrémédiables que je connaisse. Les eaux minérales sont aussi impuissantes à leur sujet que le reste.

Les anémies des hémorrhagiques et des convalescents, et de causes hygiéniques, cèdent souvent au fer, à un régime approprié, et à une thérapeutique hygiénique, c'est-à-dire à l'emploi judicieux des ressources de l'hygiène, physique et morale, gymnastique, voyages, changement de milieu, etc. L'hydrothérapie, les bains de mer, et enfin les eaux minérales, sont également salutaires, et indiqués par l'insuffisance de moyens plus simples.

Les eaux ferrugineuses se trouvent alors nettement indiquées. Les stations ferrugineuses ne manquent pas en France. Parmi celle de Forges, de Campagne, d'Andabre, de Sylvanès, de la Bauche, de Rennes (Aude), de Cransac, de Neyrac, dont une partie offre une thermalité effective, rare dans cette classe, il ne paraît y avoir que l'embarras du choix. Cependant aucune n'approche de la notoriété de Spa. Les eaux de Spa sont d'excellentes ferrugineuses, mais leur notoriété est le produit de circonstances de localité, d'installation, et d'attractions extra-médicales, beaucoup plus que d'une supériorité thérapeutique absolue. Nos eaux de Forges, plus riches en fer, moins en bicarbonates, si les analyses assez anciennes sont exactes, offrent un ensemble de constitution fort semblable et des applications tout aussi efficaces.

Mais il ne faut pas considérer exclusivement les stations de la classe des ferrugineuses. Nous possédons, près des stations d'un autre caractère que les précédentes, des eaux également ferrugineuses, et d'une portée thérapeutique plus étendue, telles que La Malou, Royat, les sources ferrugineuses de Vals, de Vichy, etc. Enfin, les sulfurées des Pyrénées qui, surtout aux habitants des plaines et des grandes villes, offrent des circonstances hygiéniques d'une grande portée, les chlorurées fortes de Salins, de Bourbonne, de Moutiers, les bains de mer, pour les sujets jeunes encore et marqués de lymphatisme, rendent souvent de plus grands services que les ferrugineuses elles-mêmes.

La *chlorose*, ou *chloro-anémie*, est une névrose générale accompagnée d'anémie. L'anémie reconnaît presque toujours des causes hygiéniques ou pathologiques définissables. La chlorose apparaît spontanément; et les circonstances d'ordre affectif, qui n'amènent l'anémie que lentement et graduellement, en provoquent quelquefois les manifestations d'une manière rapide et presque instantanée. C'est que la chlorose, si elle peut n'être qu'accidentelle et passagère, ce qui se voit à propos des diathèses les mieux déterminées, est réellement une maladie diathésique, qui n'attend qu'une occasion pour éclater, et qui laisse habituellement son empreinte sur l'organisme pendant toute la durée de la vie, alors même qu'on croit l'avoir le plus complètement dominée. Et il me paraît juste de considérer la puberté plutôt comme une occasion que comme une cause de la chlorose, c'est-à-dire le moment favorable à son éclosion, de même que l'âge critique à sa réapparition. La chlorose est propre aux femmes, comme la goutte articulaire aiguë aux hommes ; cependant, pour l'une comme pour l'autre, l'autre sexe n'en est pas absolument exempt, et l'on observe chez l'homme des névropathies anémiques qui ne paraissent différer de la chlorose des femmes que par la différence des organes et des aptitudes organiques.

On sait quelles difficultés rencontre le traitement de la chlorose. Les ferrugineux sont salutaires aux chlorotiques, mais ont peu de prise sur le fond de la maladie : et c'est surtout dans la chlorose, bien plus encore que dans l'anémie, que les agents de la matière médicale cèdent devant ceux de l'hygiène, parmi lesquels ceux qui touchent à la vie affective ont une portée si remarquable. De même les eaux ferrugineuses sont très-insuffisantes dans la chlorose, tout en n'étant pas dépourvues de toute action salutaire. Ic nous ne pouvons formuler d'indications précises. I semble que toutes les eaux minérales puissent êtr opposées avec avantage à la chlorose : il ne s'agit qu de les adapter au sujet.

Si l'anémie domine, on emploiera les ferrugineuses si la névropathie et les névralgies, Néris, Aix (Provence Ussat, Bagnères-de-Bigorre, Gréoulx. Les sources adoucies des sulfurées Pyrénéennes, dans les stations d Luchon, d'Ax, de Cauterets, celles de Saint-Sauveur surtout, se combineront aisément à l'air vif des montagnes, aux exercices auxquels sollicite le séjour. A Bagnères-de-Bigorre, comme à Luxeuil, des source ferrugineuses existent à côté de balnéations sédatives La Malou peut en être rapprochée, bien que moin sédative. Les chlorurées, qui sont des eaux ménorrhagiques, sont plus utiles encore que les ferrugineuse dans les dysménorrhées. Royat et Saint-Nectaire son parfaitement appropriées aux chlorotiques dysménorrhéiques chez qui l'on n'a pas à redouter une médication un peu active.

QUINZIÈME LEÇON

TRAITEMENT THERMAL DE L'HERPÉTISME ET DES MALADIES DE LA PEAU.

La pathologie des dermatoses est dominée par : 1° La pathogénie (diathèses, états constitutionnels, circonstances pathologiques et hygiéniques), 2° la sémiologie (formes anatomiques).

La thérapeutique thermale est dominée par : 1° la pathogénie, 2° l'excitabilité de la dermatose.

L'histoire moderne des dermatoses comprend deux phases. La première est l'époque sémiologique, et se trouve représentée par la classification anatomique de

Willan et Bateman. En dehors de la syphilis, les considérations pathogéniques sont entièrement subordonnées à celles relatives à la forme anatomique, vésicules, pustules, papules, squames et tubercules. L'époque pathogénique, qui ne date que d'une vingtaine d'années, est représentée par Bazin, Hardy, Pidoux, et renferme les dermatoses dans le cadre de la scrofule, de l'arthritis, de l'herpétisme et de la syphilis.

Si les dermatoses ne tiennent qu'une place secondaire dans la scrofule, l'arthritis (diathèse urique) et la syphilis, elles paraissent dominer l'herpétisme. L'herpétisme répond à la dartre des anciens. Les diathèses, bien qu'elles envahissent tout l'organisme, affectent des siéges de prédilection : la scrofule a le système ganglionnaire, le rhumatisme les tissus fibreux, la goutte les articulations, enfin l'herpétisme, ou la dartre, la peau. Mais il arrive aussi qu'elles dérivent de leur détermination régulière. C'est ainsi que les catarrhes et les névralgies appartiennent à l'herpétisme au même titre que les syphilides et les scrofulides à la syphilis et à la scrofule. Mais il ne faudrait pas rapporter à l'herpétisme toutes les dermatoses qui n'appartiendraient pas à quelque autre diathèse déterminée.

Il est des dermatoses qui se rattachent à l'hygiène de la peau, à des contacts irritants, au défaut de propreté ; d'autres à l'influence de l'alimentation, comme les dermatoses des chiens nourris d'une manière trop succulente; d'autres sont en rapport avec certaines périodes de l'évolution, ainsi les pseudo-teignes, les eczémas impétigineux des enfants non scrofuleux, l'anémie et la couperose de la puberté et de l'âge critique ; l'eczéma des glycosuriques résulte de la présence du sucre dans le sang, et dans l'urine; des dermatoses de toutes formes ont récemment été attribuées à des trophonevroses; d'autres enfin trouvent dans l'anémie et la faiblesse constitutionnelle des éléments de chronicité.

Mais toutes ces causes, pathogéniques, hygiéniques, physiologiques et pathologiques peuvent se combiner ensemble. Les influences de l'âge, de l'alimentation, de l'hygiène de la peau, de la constitution du sang, de la faiblesse, peuvent se marier avec celles des diathèses. C'est ainsi que toute dermatose chez un scrofuleux, un syphilitique ou un goutteux, ne sera pas nécessairement une scrofulide, une syphilide ou une arthritide; de même que tout catarrhe chez un herpétique ne sera pas une herpétide. Mais la gale des épiciers apparaît plus volontiers chez un scrofuleux; un eczéma inflammatoire passe plus facilement à l'état chronique chez un goutteux; un rhume deviendra plus sûrement un catarrhe chez un herpétique. C'est ainsi que l'installation des parasites deviendra définitive sur un organisme dégradé par la scrofule ou l'anémie constitutionnelle.

Au premier abord, la médication thermale semble répondre avec beaucoup de précision à ces indications diverses, qui réclament des médications altérantes, reconstituantes et quelquefois substitutives. C'est ainsi qu'au lymphatisme se rapportent les sulfurées, à la scrofule les chlorurées, les unes et les autres à la syphilis, les bicarbonatées sodiques à l'arthritis et au diabète, les ferrugineuses aux anémiques, aux plus affaiblis et dégradés les plus reconstituantes. Ces déterminations ne diffèrent que jusqu'à un certain point de celles de Bazin qui attribue, mais avec un caractère formel de spécificité, les sulfurées aux scrofulides, les chlorurées aux syphilides, les alcalines (bicarbonatées sodiques) aux arthritides et les arsénicales aux herpétides.

Mais le savant dermatologiste ne paraît tenir aucun

ompte d'une considération très-importante, et qui loit le plus souvent primer les précédentes : c'est celle .e l'action topique qu'un traitement, à peu près exlusivement balnéaire, doit exercer sur les surfaces nalades. Que la lésion cutanée soit limitée ou diffuse, .bsente ou actuelle, la médication s'exerce sur une urface très-étendue, laquelle doit au génie de la naladie, ou à l'existence même de la lésion, une disosition particulière au développement ou à l'extenion des manifestations morbides.

On ne saurait donc séparer le traitement topique lu traitement pathogénique de la dermatose. Le prenier sera toujours excitant dans une certaine meure, et réalisera souvent une médication substitutive. Mais celle-ci peut dépasser son action et exaspérer a maladie cutanée, ou exercer une de ces actions erturbatrices et inopportunes qui exposent à des rérocessions, ou à des échanges de manifestations toujours périlleux en de semblables circonstances.

Deux règles dominent l'application des eaux minéales aux dermatoses.

1° Ne recourir au traitement thermal qu'aux épo-ues où les manifestations cutanées sont absentes, ou résentent leur minimum de développement et d'exitabilité.

2° Éviter le plus possible les minéralisations et surout les thermalités élevées.

Au point de vue de la forme anatomique des dernatoses, les formes humides sont beaucoup plus excilables que les formes sèches, et c'est à elles très-pariculièrement que s'adressent ces recommandations.

Les sulfurées nous offrent le type de la médication ubstitutive dans l'eczéma, lequel représente la plus rande partie de la clinique thermale des dermatoses. l y a toujours ici tendance au retour à l'acuité, mais sous une forme différente près des sulfurées sodiques et près des sulfurées calciques. Avec les sulfurées calciques, plus fortement sulfhydriquées et moins altérantes, le retour de la dermatose à l'état aigu survient, dans la plupart des cas, de bonne heure, et trouve son remède dans la continuation du traitement lui-même; c'est ce qui s'observe à Enghien, Allevard, Euzet, Schinznach. Avec les sulfurées sodiques, ces phénomènes surviennent plus tardivement, et réclament impérieusement la suspension du traitement. Les sulfurées calciques seront donc plus redoutées que les sodiques, lorsqu'il y aura lieu de craindre une exaspération imminente, ou que l'on aura affaire à une susceptibilité particulière de l'eczéma.

L'application du traitement réclame toujours une grande sollicitude. Si les sulfurées calciques sont la plupart dépourvues de thermalités trop élevées, elles ont l'inconvénient d'une constitution uniforme. La plupart des sulfurées sodiques offrent, auprès de leurs thermalités les plus considérables, des thermalités inférieures, et en outre des variétés de stabilité ou d'altérabilité, de sulfuration et d'action excitante, qui permettent d'en soumettre l'application à toutes les gradations nécessaires. C'est ce que l'on rencontre à Luchon, Ax, Cauterets, grâce à la diversité de leurs sources, à Amélie grâce à ses degrés de dégénérescence, Baréges offrant le type le plus énergique, et Molitg le plus affaibli et le plus doux.

Toutes ces eaux conviennent aux affections humides, vésiculeuses et pustuleuses, des lymphatiques, des scrofuleux, des syphilitiques, des anémiques, des exténués, à la condition que la forme et la marche de la dermatose, et plus encore peut-être que le degré d'excitabilité du sujet, ne donnent pas lieu de redouter une médication toujours excitante dans une certaine ıesure. Elles conviennent également aux herpétiques, on pas aux herpétiques névropathiques, à manifes-ıtions mobiles et changeantes, mais à ces herpéti-ues chez qui les déterminations se partagent exclu-vement entre la peau et les muqueuses, surtout les ıuqueuses voisines de la périphérie, celles des or-anes génitaux et de l'appareil respiratoire.

L'excitation des sulfurées est plus facilement tolé-ée par les dermatoses sèches, celles du moins qui ne ɔnt pas douloureuses. Mais les dermatoses sèches econnaissent en général des origines pathogéniques ur lesquelles la médication sulfurée exerce des actions eaucoup moins spéciales.

Les chlorurées sodiques ne présentent point d'ap-lications semblables à celles des sulfurées; elles ffrent seulement une spécialité d'action supérieure u sujet de la scrofulide par excellence, expression e la scrofule maligne, le lupus (Bazin).

Uriage, chlorurée sulfurée, se rapproche beaucoup es sulfurées calciques quant à son action topique sur ɜs dermatoses humides. Mais il exerce une action eaucoup plus énergique sur les constitutions lym-hatiques ou scrofuleuses.

La Bourboule, chlorurée bicarbonatée, fortement rsenicale, est une station qui tient une place impor-ınte dans le traitement des dermatoses. Beaucoup ıoins excitante et substitutive que les sulfurées, mais lus profondément altérante, elle s'applique parfaite-ıent aux eczémas rebelles, de toute constitution, articulièrement aux eczémas des vieillards, accom-agnés d'épaississement du derme, d'œdèmes durs, de arices sous-cutanées et même d'ulcères atoniques. lles constituent peut-être la médication thermale la lus efficace du psoriasis. Je les crois également utiles ans l'acné, sous forme de couperose.

Saint-Gervais, chlorurée sulfatée, assez laxative, convient au contraire aux eczémas herpétiques, aux intertrigos arthritiques, chez les individus nerveux, excitables, peu sujets aux catarrhes des muqueuses.

Les bicarbonatées sodiques représentent la médication spéciale des arthritides. Mais Vichy et Vals sont trop minéralisés pour que leurs applications soient très-étendues dans ce sens. D'un autre côté, Vichy est remarquablement toléré par les eczémas des diabétiques, si douloureux pourtant et d'apparence si aiguë, non pas cependant sans d'infinies précautions dans l'application, ce qui tient sans doute à la modification rapidement obtenue dans l'état glycosurique. Le traitement des affections lichenoïdes, prurigineuses, de l'acné, doit être réservé aux bicarbonatées chlorurées, telles que Royat, Saint-Maurice ou Vic-sur-Cère.

Parmi les sulfatées calciques, Loesche possède une spécialisation qui paraît plutôt due à un mode particulier d'application qu'à sa propre constitution. A l'aide de balnéations très-prolongées, ces eaux exercent sur la peau une action énergique, qui se traduit par des éruptions artificielles, et trouve d'importantes applications au traitement des dermatoses squameuses. Quant à l'eczéma, elles ne sauraient convenir qu'à des formes très-atoniques, anciennes, et plutôt sèches qu'humides.

Mais c'est surtout parmi les eaux à faible minéralisation, ou à minéralisation indécise, surtout de thermalité moyenne, appartenant aux sulfatées calciques ou aux indéterminées, que l'on rencontre une médication facilement applicable aux dermatoses. Ici, l'on n'a plus à redouter soit des exacerbations, locales ou diffuses, soit des réactions inopportunes, et l'on voit souvent les scrofulides et les syphilides les mieux déterminées subir de la part de ces balnéations, dont le ractère est si difficile à définir, des modifications marquables et définitives. Après les eaux de Plombières, de Néris, de Bains, d'Ussat, de Bagnères-de-igorre, je signalerai celles de Saint-Christau, si faiblement cuivreuses, et près desquelles on obtient, ans les scrofulides et les syphilides, des résultats qui mbleraient ne pouvoir être dus qu'à des eaux d'une inéralisation énergique et caractérisée. (Tissot.)

Si les sulfurées conviennent aux herpétides qui se artagent entre la peau et les muqueuses, c'est-à-dire ux cas où dominent les tendances catarrhales, les erpétides névropathiques, où les déterminations cuinées, plutôt sèches qu'humides, alternent ou se ombinent avec des névralgies, trouvent leur médiation dans cette même série d'eaux sédatives et à alnéation inoffensive. Si l'on tient à l'arsenic, on en ouve un peu à Plombières, beaucoup plus au Mont-ore dont la médication, fort différente, agirait plutôt ans les dermatoses comme excitatif des déterminaions absentes que comme sédatif des déterminations résentes. Mais il faut remarquer que près de la pluart des autres stations, indéterminées ou sulfatées alciques, on n'a pas reconnu l'existence de l'arsenic, ien que l'on en obtienne généralement des résultats u moins aussi satisfaisants que de Plombières.

SEIZIÈME LEÇON

TRAITEMENT THERMAL DU CATARRHE BRONCHIQUE.

On peut dire que la simple persistance du catarrhe ronchique suffit, dans l'immense majorité des cas, our indiquer les eaux minérales.

Les catarrhes que l'on a à traiter par les eaux minérales se présentent dans des conditions pathogéniques iverses qui peuvent se résumer ainsi :

Catarrhe primitivement local, dont la persistance n'est due qu'à un défaut de soins ou à des conditions hygiéniques défectueuses.

Catarrhe primitivement local et accidentel, mais ayant rencontré des circonstances diathésiques ou constitutionnelles qui en ont déterminé la fixité : tels sont les catarrhes des scrofuleux, des herpétiques, des arthritiques, ou encore des lymphatiques et des constitutions détériorées.

Catarrhes développés sous la seule influence de ces mêmes conditions diathésiques, c'est-à-dire se montrant, dès leur début, comme une de leurs propres déterminations.

Je ne parlerai pas ici des catarrhes chez les tuberculeux, dont il sera question au chapitre de la phthisie. Mais je dois signaler encore le catarrhe des vieillards, au sujet duquel on ne tire pas des eaux minérales tout le parti que l'on pourrait. Lorsque ce catarrhe se montre simplement comme une sécrétion supplémentaire, plus ou moins gênante, sans revêtir de caractère précisément morbide, sans entraîner par lui-même de troubles de la santé générale, il ne réclame pas l'emploi des eaux minérales. Mais le catarrhe sénile entraîne souvent une susceptibilité de la muqueuse bronchique qui y occasionne facilement des exacerbations sérieuses, ou il détermine, par suite de l'irritation de la muqueuse, du caractère plastique des sécrétions, des efforts de toux répétés, des dilatations bronchiques ou des emphysèmes partiels; enfin les sécrétions bronchiques prennent des proportions qui dépassent ce que l'économie, surtout à une époque de réparation difficile, peut supporter impunément. Dans tous ces cas, le catarrhe des vieillards réclame les eaux minérales.

Il faut donc, dans les indications ralatives au catar-

e bronchique, faire la part des circonstances déter-
inantes et des circonstances prédisposantes, c'est-à-
re des conditions hygiéniques et des conditions con-
tutionnelles, lesquelles se sont souvent combinées
semble, et que suppose nécessairement un catarrhe
rsistant, ou à répétition, comme ceux que rappelle
retour des mêmes saisons.

Il est des eaux minérales qui sont véritablement
ctives des voies respiratoires et des maladies qui y
t leur siége : ce sont les eaux sulfurées.

Ces eaux, réalisant par l'inhalation des principes
lfurés d'une part, et d'une autre part l'élimination
lmonaire de ces mêmes principes, un double con-
t avec la membrane muqueuse des bronches, con-
tuent une médication à proprement parler locale,
i fournit les éléments d'une médication substitu-
e. Par leur appropriation au lymphatisme, à la
ofule, à l'herpétisme, elles exercent une action
érante sur les états constitutionnels qui dominent
plus habituellement le catarrhe bronchique. Leur
ion reconstituante s'adresse aux constitutions ato-
ques et délabrées, non moins favorables à la chro-
ité de la bronchite. Enfin leurs appropriations au
umatisme trouvent encore ici d'utiles applica-
ns.

Les premiers effets de leur administration sont en
néral d'augmenter la toux et les sécrétions bron-
iques. Ce témoignage de leur action substitutive
us montre qu'elles ne doivent jamais être employées
x époques d'exacerbation des maladies catarrhales,
estion d'opportunité capitale. Chez les individus
jets aux catarrhes à répétition, et quelquefois seu-
nent à des bronchites aiguës, on attendra l'ab-
nce de toute manifestation. Du reste l'époque con-
rée par l'habitude, et un peu par la nécessité, à ces

sortes de traitements, se trouve naturellement favorable.

Dans les catarrhes bronchiques simples, sans états constitutionnels déterminés, toutes les eaux sulfurées peuvent être indifféremment appliquées. La médication paraît se rattacher spécialement à la présence de l'hydrogène sulfuré, car les eaux qui n'en dégagent qu'à peine, comme Baréges, Saint-Sauveur, les Eaux Chaudes, ne se prêtent point à de semblables traitements.

Mais si l'organisme est détérioré, ou siége d'une diathèse déterminée, hors l'arthritis, ainsi chez les anémiques, les atoniques, les lymphatiques, les scrofuleux, les herpétiques, on recourra de préférence aux sulfurées sodiques thermales, Bonnes, Cauterets, Luchon, Ax, Amélie, le Vernet. Le choix de ces eaux sera d'autant plus impérieux que l'indication altérante ou reconstituante se trouvera plus marquée.

Si c'est l'état catarrhal qui domine, les sulfurées calciques, telles que Enghien, Pierrefonds, Saint-Honoré, Allevard, Euzet (bitumineuse), seront aussi d'un excellent emploi. Ces mêmes eaux conviendront mieux encore aux vieillards, chez qui les actions énergiques doivent être écartées avec soin parce qu'elles deviennent facilement perturbatrices, et chez qui les actes pathologiques sont plutôt à modérer qu'à supprimer.

Les formes du traitement du catarrhe pulmonaire par les eaux sulfurées sont spécialement l'usage interne et les inhalations. Les contre-indications à leur emploi seront signalées tout à l'heure.

Les eaux sulfurées ne représentent qu'une partie de la médication thermale du catarrhe pulmonaire. Des eaux d'une minéralisation mal déterminée, mais arsenicales, le Mont-Dore, bicarbonatées et chlorurées, Royat et Ems, sulfatées calciques, Weissembourg, constituent une autre médication dont les éléments, tout distincts qu'ils soient, peuvent être groupés ensemble au point de vue de l'indication.

Le traitement du Mont-Dore se compose essentiellement de bains et de boissons à haute thermalité et d'inhalations; le traitement à Royat et à Ems est également interne et externe, avec intervention moins formelle de la thermalité; à Weissembourg (faiblement thermale) il est plus spécialement interne.

L'intérêt de ces diverses médications, rapprochées les unes des autres, consiste en ceci : qu'elles suppléent aux contre-indications des sulfurées.

L'action substitutive et l'action reconstituante des sulfurées suppose une double excitation et de l'appareil bronchique et de l'ensemble du système, qui trouve des contre-indications soit dans l'excitabilité de la muqueuse, un état sub-inflammatoire actuel, la facilité des recrudescences, la disposition aux congestions sanguines, soit dans l'état névropathique ou irritatif de la constitution. En un mot les sulfurées doivent être réservées aux atoniques, aux phlegmatiques, aux scrofuleux, et aux états silencieux ou torpides du catarrhe.

Mais s'il s'agit de catarrhes irritables, de vraies bronchites, sujettes aux exacerbations, ou de sujets sanguins, névropathiques, ou dont le cœur ne soit pas dans un état d'intégrité parfaite, c'est au Mont-Dore, à Royat, à Ems, ou à Weissembourg qu'on s'adressera.

Le type de cette médication est représenté par le Mont-Dore, où les catarrhes simples, accidentels, hygiéniques, guérissent aussi bien qu'auprès des sulfurées. Il n'est aucune des applications d'Ems qui ne se retrouve au Mont-Dore et à Royat. Weissembou que nous connaissons moins, paraît convenir spé lement à de jeunes sujets délicats, très-irritabl aux bronchites sèches, et à tendance à l'expectorat sanguine.

Les catarrhes à sécrétions exagérées, les bronch rhées, me paraissent devoir trouver dans la médi tion à haute thermalité du Mont-Dore les éléme d'une action révulsive salutaire que les eaux sulfur ne sauraient aussi bien réaliser.

La goutte contre-indique formellement les ea sulfurées. Ce n'est pas parce que celles-ci provoqu presque inévitablement des manifestations goutteu ce qui peut être un résultat cherché : mais c' qu'elles tendent à les provoquer avec violence, ir gularité, et dans un sens perturbateur. Les eaux Mont-Dore conviennent au contraire parfaitem aux catarrhes chez les goutteux. Moins manifestan que les sulfurées, si l'on ne fait qu'un usage réservé la thermalité, il est plus facile de maîtriser les dét minations qu'elles viennent à provoquer. Quant rhumatisme chez les catarrheux, ces mêmes eaux sont aussi bien applicables que les sulfurées.

TRAITEMENT THERMAL DE LA PHTHISIE PULMONAIRE.

Le traitement de la phthisie pulmonaire par eaux minérales est certainement la question la p difficile que nous ayons à traiter, et celle qui eng le plus vivement la responsabilité du médecin, pa qu'ici la moindre faute commise dans l'indicat peut être funeste. La médication par elle-même très-simple et ses agents fort peu multipliés. Tout ici question d'indication et d'opportunité. Je cr cependant pouvoir fournir des règles de cond assez précises pour simplifier un peu les difficultés inhérentes à un tel sujet.

La première chose à faire est de se rendre un compte exact des *indications*.

Les éléments de ces indications sont puisés dans l'état général de la constitution, et dans l'état local, c'est-à-dire dans l'état des organes malades.

Dans l'état général, nous trouvons des formes constitutionnelles variées, mais ayant de commun un fond d'abaissement de l'activité organique, avec tendance à la production d'éléments pauvres, imparfaits et dégradés.

Localement, nous trouvons le tubercule, lésion qui procède d'un travail congestif insensible[1], le catarrhe bronchique, les congestions manifestes et durables et les infarctus pulmonaires.

C'est à ces sujets divers et non à d'autres (je ne saurais entrer ici dans la considération des incidents étrangers au sujet de la médication elle-même), que se rattachent les indications et les contre-indications.

Nous savons que les eaux minérales, et les sulfurées en particulier, sont propres, par leur action à la fois altérante et reconstituante, à modifier les états constitutionnels entachés de lymphatisme, de scrofule et d'abaissement organique qui, au moins dans l'immense majorité des cas, président au développement de la tuberculose. Nous savons qu'elles constituent une médication effective du catarrhe bronchique et que leur action résolutive peut s'exercer sur les engorgements ou infarctus pulmonaires.

1. Il n'y a pas lieu au sujet des indications, dont nous avons à nous occuper exclusivement ici, de s'arrêter à la distinction de la tuberculose et de la pneumonie caséeuse. On pourra consulter la très-intéressante discussion à laquelle s'est livrée Pidoux touchant les analogies du pus, de la matière caséeuse et de la granulation tuberculeuse. (*Etudes générales et pratiques sur la phthisie pulmonaire*, 1873.)

Quant au tubercule lui-même, il échappe à leur action directe, comme à celle de tous les agents de la thérapeutique. C'est un produit qui ne tarde jamais à mourir, étranger dès lors, qu'il n'y aurait pas grand intérêt du reste à prendre pour objectif, car ce n'est pas en lui, mais autour de lui que se passent les phénomènes pathologiques.

Si les eaux minérales peuvent modifier la constitution dans un sens salutaire, si elles peuvent réprimer le catarrhe, dont on ne peut contester la solidarité avec l'évolution tuberculeuse, résoudre les engorgements congestifs et pneumoniques qui constituent un terrain particulièrement favorable à l'éclosion tuberculeuse, nous ne pouvons douter qu'elles n'interviennent efficacement dans la phthisie pulmonaire.

Quelle peut être la portée de cette intervention ? L'anatomie pathologique nous apprend que la tuberculose guérit fréquemment. La clinique nous montre que de véritables phthisies peuvent être définitivement arrêtées dans leur cours.

S'il en est ainsi, il faut admettre que les eaux minérales peuvent prendre une part effective dans ces guérisons, et en soutenant l'organisme dans sa lutte contre une diathèse consomptive, et en enrayant les lésions attaquables par lesquelles elle se manifeste. Mais dans une maladie semblable, il ne faut pas songer seulement à la guérison : une médication propre à en ralentir et à en suspendre l'évolution, seuls résultats que l'on obtienne souvent des eaux minérales, est encore une médication efficace.

Maintenant que nous connaissons les véritables objectifs de la médication thermale, la reconstitution de l'organisme et la résolution des lésions catarrhales et pulmonaires, nous devons examiner les conditions d'applications de cette médication : c'est-à-dire qu'a

)rès avoir établi les indications, nous devons en préci- ıer l'*opportunité*. C'est le point essentiel de cette étude.

Ici se présente une distinction capitale entre les)hthisies *torpides* et les phthisies *éréthiques*. Quelque /agues que puissent paraître ces expressions, elles se- 'ont comprises par les cliniciens.

Bien qu'il nous faille admettre que toute production :uberculeuse est le témoignage d'une tendance à des 'ormations incomplètes et dégradées, l'état constitu- :ionnel ne reproduit pas toujours le type qui semble levoir y correspondre. Les phthisiques peuvent être ırritables, névropathiques, ou disposés aux conges- tions actives, à la fièvre, à l'inflammation. Mais l'état éréthique ne concerne pas seulement la forme consti- tutionnelle : il concerne surtout, et c'en est là le sujet capital, les actes pathologiques dont le poumon est le siége.

La phthisie pulmonaire se distingue des autres ma- ladies chroniques en ce qu'elle est le théâtre d'actes pathologiques incessamment renouvelés, qui offrent le caractère de l'acuité, l'augmentation, l'état et le déclin. Et les poussées tuberculeuses, et les suppura- tions ultimes auxquelles elles aboutissent, y renouvel- lent, en manière d'épisodes, des successions d'activi- tés irritatives ou inflammatoires, dont le retentisse- ment au-dehors n'est pas toujours également accusé, mais dont le caractère ne saurait nous échapper.

Or, qu'il s'agisse du caractère éréthique et essen- tiel de la constitution, ou du caractère éréthique et actuel des lésions pulmonaires, les eaux minérales, toujours excitantes à un degré quelconque, doivent être écartées. Je reconnais avec Pidoux que les con- sidérations tirées de ces dernières l'emportent de beaucoup sur les considérations constitutionnelles, et comme importance et comme fréquence d'application.

Mais j'ajoute qu'une constitution assez éréthique (en demandant grâce pour cette expression) pour contre-indiquer les eaux minérales entraînepres que inévitablement un état correspondant des organes malades.

Si la considération tirée de l'état constitutionnel est fondamentale, elle sera relative et temporaire vis-à-vis l'état éréthique actuel des lésions pulmonaires. C'est-à-dire que les eaux minérales doivent être écartées de toutes les périodes actives et aiguës de la phthisie, et réservées aux périodes de ralentissement ou de suspension des lésions pulmonaires.

On comprend que cette notion d'opportunité est jusqu'à un certain point indépendante des périodes classiques de la tuberculisation, car à toutes ces périodes l'activité morbide du poumon peut se ralentir ou se développer. Et nous pouvons en conclure immédiatement que, dans les phthisies à marche rapide, phthisie aiguë, phthisie galopante, les eaux minérales ne sauraient trouver à intervenir, puisqu'elles ne sauraient rencontrer ces périodes de suspension ou de ralentissement qui peuvent seules se prêter à leur emploi. Et de même les eaux minérales seront proscrites dans certaines phthisies qui, sans être rapides, peuvent être appelées *irritables*, et qui font du poumon comme un *noli me tangere* qu'il faut se garder de toucher, par la médication sulfureuse en particulier.

En résumé, on voit en quoi les eaux minérales se rapprochent et se distinguent des agents de la thérapeutique ordinaire dans le traitement de la phthisie pulmonaire. Comme eux impuissantes sur le tubercule lui-même, elles s'en rapprochent en ce qu'elles ne peuvent que chercher à remonter l'organisme dégradé, et à lui fournir les moyens de résister à des lésions épuisantes et consomptives. Elles s'en distinguent en ce qu'elles ne doivent être adressées qu'au poques suspensives des lésions que des moyens d'une utre nature seront destinés à combattre immédiatement.

Les eaux minérales fournissent à la phthisie pulmonaire deux médications différentes, dont les deux ypes sont représentés par les Eaux-Bonnes d'une part, et le Mont-Dore d'une autre part, et dont nous avons déjà signalé les caractères respectifs au chapitre du catarrhe bronchique.

L'indication des *Eaux-Bonnes* sera d'autant plus nette que la maladie présentera des caractères torpides mieux accusés, surtout du côté des altérations pulmonaires. Action reconstituante et altérante, action résolutive du catarrhe et des congestions et infarctus pulmonaires, tels sont les éléments de leur action thérapeutique.

Les circonstances qui, suivant Pidoux, permettraient de les administrer avec le plus de succès sont les suivantes : conservation d'un certain degré d'embonpoint, limitation de la tuberculose à un seul poumon, intégrité des fonctions digestives, conservation de l'appétit, absence de diarrhée, antécédents arthritiques ou herpétiques, coexistence d'asthme ou d'emphysème.

Je pense qu'il ne faudrait pas restreindre l'indication des Eaux-Bonnes à ces conditions d'une façon trop rigoureuse : les unes sont rares d'une manière absolue, et les autres ne sont guère compatibles avec une tuberculisation avancée. Et il ne faut pas oublier que la médication peut encore intervenir au troisième degré anatomique de la phthisie. La diarrhée, alors surtout qu'elle laisse pressentir une altération tuberculeuse de l'intestin, est une contre-indication formelle. Il en est de même de la fièvre hectique continue, c'est-à-dire d'une cachexie déterminée.

Il n'en serait pas de même, suivant Pidoux, d'une fièvre vespertine, avec ou sans frissons, avec ou sans sueurs nocturnes, fièvre symptomatique de l'évolution tuberculeuse, inflammatoire et non hectique. Je ne saurais contredire formellement une assertion aussi autorisée; cependant je doute que l'existence de cette sorte de fièvre, qui répond plutôt à des phénomènes morbides actuels qu'au fond de la maladie, représente précisément une opportunité d'application des Eaux-Bonnes. Nous y reviendrons tout à l'heure.

Quant à l'hémoptysie, il ne faut pas toujours l'attribuer à la médication elle-même. L'altitude, le changement de vie, les imprudences des malades en sont souvent la cause. Là n'est pas le danger. Le danger est dans le coup de fouet subi par les activités pathologiques dont le poumon est le siége, si les conditions que j'ai dit s'imposer à l'intervention du traitement thermal ne sont pas observées.

Les indications respectives du *Mont-Dore* peuvent être ainsi définies : appropriation aux cas où les Eaux-Bonnes paraissent contre-indiquées, dans la limite des applications légitimes de la médication thermale.

Les eaux du Mont-Dore ne possèdent pas l'action élective des sulfurées sur l'appareil pulmonaire. Cependant, quelle que soit la part que l'on attribue à leur qualité arsénicale, à leur thermalité, ou aux autres circonstances de leur constitution fort difficiles à interpréter, leur action sur les catarrhes des voies respiratoires est des plus spéciales et des plus manifestes. Moins reconstituantes que les sulfurées, moins directement résolutives des engorgements pulmonaires, elles semblent offrir, vis-à-vis de la phthisie pulmonaire, une médication inférieure à celle des Eaux-Bonnes, mais qui n'en a pas moins sa place déterminée.

Il est des phthisiques dont la constitution ou les lésions pulmonaires présentent un caractère d'irritailité qui doit faire redouter les Eaux-Bonnes, sans être ependant de nature à prohiber toute médication thernale. C'est alors que les eaux du Mont-Dore se trouent formellement indiquées. Quelles sont les limites où naît cette indication, ou bien où s'éteint la ontre-indication absolue des eaux minérales? Voici e qu'il sera toujours impossible de déterminer avec récision. Ce qu'il y a de certain, c'est que ces eaux ossèdent, vis-à-vis de l'éréthisme pulmonaire, une ction véritablement hyposthénisante, laquelle trouve s'exercer précisément dans les cas fébriles à propos lesquels je faisais tout à l'heure des réserves au sujet le l'opportunité des Eaux-Bonnes, et certainement lans des cas fébriles tout à fait incompatibles avec un raitement sulfureux.

Il est à remarquer que Michel Bertrand, dont on ne aurait méconnaitre l'autorité clinique, a insisté sur 'indication du Mont-Dore chez les phthisiques rhunatisants, arthritiques ou herpétiques, les mêmes cironstances que Pidoux considère comme favorables à 'action des Eaux-Bonnes. Le sens de cette double obervation n'est-il pas que ces sortes de phthisies sont ffectivement les plus curables, et celles qui appariennent le plus sûrement au ressort des eaux minérales?

Je me suis attaché à exprimer les difficultés que préentent, sur ce grave sujet, l'indication et l'opportuité des eaux minérales, comme le choix de la médiation spéciale qui convient. Je n'ai pu fournir préciément la solution du problème. Je ne pouvais qu'en oser les éléments. C'est en raison de ces difficultés que 'ai dû limiter cette étude aux stations que l'expérience absolument consacrées au traitement de la phthisie. Royat et la Bourboule ont-ils une place à prendre dans ette médication à côté du Mont-Dore? La clinique ie nous a pas encore éclairés sur ce sujet. J'en dirai autant des autres eaux sulfurées, en faisant remarquer toutefois que le traitement de la phthisie pulmonaire ne paraît nullement attiré vers les eaux sulfurées sodiques franches, mais plutôt vers des sulfurées sodiques mal définies, ou calciques, et se rapprochant en cela des Eaux-Bonnes, telles que Saint-Honoré et Allevard, ou de facile dégénérescence, comme Amélie et le Vernet.

DIX-SEPTIÈME LEÇON

TRAITEMENT THERMAL DE LA DYSPEPSIE.

Un individu présente les attributs extérieurs de la santé. Il vit comme tout le monde. Il n'est pas malade en dehors de ceci, que, après ses repas, de suite ou après une ou deux heures, il éprouve de la pesanteur et du gonflement à l'épigastre, la tête est embarrassée, les extrémités se refroidissent, il ressent de la fatigue, de l'épuisement ; au bout de deux heures, ou d'un temps plus long, tout a disparu, il retrouve son bien-être et sa liberté.

Cet individu est dyspeptique. Il reste ainsi des mois, des années, toute sa vie, sans que les fonctions de l'innervation, de la circulation ou de la nutrition, en souffrent d'une manière apparente. C'est la dyspepsie simple ou atonique ; tout ce qu'on peut définir de cet état, c'est que la digestion s'opère lentement et péniblement.

Mais la digestion est un acte très-complexe, à l'accomplissement duquel concourent, soit dans l'estomac, soit dans l'intestin, des sécrétions particulières, liquides ou gazeuses, des activités contractiles, une participation de l'innervation et de la circulation générales. Certains de ces termes de l'évolution digestive peuvent se trouver spécialement troublés. Il en résulte des formes particulières, la dyspepsie acide, la dysepsie flatulente, le vomissement dyspeptique, la yspepsie vertigineuse, la dyspepsie gastralgique ou oulou reuse, celle qui porte sur tel ou tel produit limentaire, les albuminoïdes, les féculents, les grais-es, ou encore les liquides. La dyspepsie catarrhale, u pituiteuse, véritable catarrhe de l'estomac, et la yspepsie irritative, qui n'est peut-être qu'une gastrite hronique superficielle, se distinguent des précédentes n ce qu'elles laissent supposer qu'aux troubles de écrétion ou d'innervation viennent s'ajouter des lé-ons de tissu, imperceptibles dans les autres cas.

Ces formes diverses de la dyspepsie sont quelque-ois isolées, ou bien elles se mêlent ou se succèdent. es phénomènes dyspeptiques eux-mêmes, bien que propre de la maladie soit de se rattacher étroite-ient à l'ingestion des aliments, peuvent se reproduire n dehors de la digestion, ainsi les acidités, la pituite, flatulence, le vertige. La tolérance de l'économie our les efforts que nécessite l'opération laborieuse e la digestion peut finir par s'épuiser. La santé s'al-ère, dans le sens de troubles nutritifs, ou nerveux. nfin, la prolongation d'un trouble purement fonc-onnel peut finir par altérer la structure des organes ui en sont le siége.

Voici donc bien des formes et des conséquences ttribuées aux *maladies dyspeptiques*. Car les types ac-usés de chacune de ces formes semblent répondre à es maladies distinctes.

L'étiologie pathogénique est encore plus complexe plus étendue. La dyspepsie résulte de toutes les cir-onstances hygiéniques, directes ou indirectes, qui euvent entraver l'évolution digestive, depuis l'ali-ientation excessive ou déréglée jusqu'à la mastica-on incomplète, l'irrégularité des repas jusqu'aux ha-itudes intellectuelles, affectives ou musculaires, dans leurs rapports avec ceux-ci. Pour que la digestion s'opère, il faut un afflux nerveux et sanguin approprié aux phénomènes immédiats dont elle est la résultante, il faut des sécrétions suffisantes et efficaces. Toutes les conditions de l'organisme, constitutionnelles, pathologiques ou physiologiques, qui seront propres à entraver le jeu de ces contributions nécessaires, seront propres également à entraver le libre accomplissement de la fonction digestive. De là les dyspepsies des anémiques, des atoniques, des chlorotiques, des névropathiques, et celles que l'on peut observer dans toutes les diathèses.

De sorte que les causes de dyspepsie sont universelles en pathologie et innombrables en hygiène.

J'ai essayé, dans ce long exposé, de toucher, ne fût-ce que d'un trait, chacun des points les plus essentiels de l'histoire de la dyspepsie. C'est qu'aucun de ces points n'est indifférent dans l'indication thermale et dans l'analyse raisonnée de l'action des eaux minérales.

Il résulte d'abord de cet exposé que la plupart des eaux minérales peuvent être salutaires dans la dyspepsie. Il suffit pour cela qu'elles s'adressent à quelqu'une des conditions générales de l'économie de laquelle dépende le trouble de la digestion. L'action reconstituante, combinée avec l'action altérante de la médication thermale, corrige les états diathésiques, les faiblesses organiques, la constitution du sang, régularise l'innervation. Nous savons que c'est le fait de toutes les eaux minérales, à des degrés et sous des formes diverses. Je n'ai pas à revenir sur les indications relatives aux diathèses, aux névropathies, aux débilités générales, à l'amoindrissement particulier de telle ou telle fonction. C'est ainsi que l'on voit encore la dyspepsie céder à l'emploi de l'hydrothérapie, de la médication marine, et, sans aucun traitement, des grands modificateurs hygiéniques (de la gymnastique en particulier, gymnastique de chambre).

Cependant la médication thermale comprend une famille à laquelle appartient essentiellement le traitement de la dyspepsie : ce sont les eaux bicarbonatées. Et cette spécialisation peut s'étendre aux eaux de toutes les classes qui possèdent du gaz carbonique. C'est ainsi que, à peu près dépourvus de bicarbonatées, les Allemands sont contraints d'employer, dans toutes les formes des maladies dyspeptiques, leurs eaux chlorurées, fortement carboniques, telles que Kissingen ou Hombourg, alors qu'elles ne conviennent réellement qu'à certaines formes qui seront signalées tout à l'heure.

Mais c'est des formes diverses de la dyspepsie que découlent les indications particulières qui commandent le choix des eaux minérales, d'autant plus qu'il existe une corrélation directe entre plusieurs de ces formes et l'état général de l'organisme : c'est ainsi que la dyspepsie simple, ou atonique, est surtout la dyspepsie d'étiologie hygiénique, et celle des gens exténués, misérables, anémiques, lymphatiques ; la dyspepsie flatulente, celle des névropathiques ; la dyspepsie acide, celle des arthritiques (goutteux); et la dyspepsie douloureuse, ou gastralgique, celle des rhumatisants. Nul doute qu'il n'y ait des exceptions à ces rapprochements : mais ce n'est qu'à leur sujet qu'il est permis d'établir des indications rationnelles.

La dyspepsie simple exige en général des eaux nettement carboniques. On sait le parti que l'on tire des bicarbonatées calciques et mixtes, dont la plupart ne sont employées qu'à distance des sources, et à titre d'eaux de table, telles que Saint-Galmier, Condillac, Chateldon, Saint-Alban, et les ferrugineuses d'Orezza, Bussang, Saint-Pardoux, et de certaines sources de

Vichy (sources froides d'Hauterive et des Célestins) et de Vals. Mais un traitement thermal complet et balnéaire est le plus souvent nécessaire. On le trouve à Vichy, où il se spécialise dans la source thermale de l'Hôpital, et les ferrugineuses Mesdames et Lardy; à Vals qui, s'il n'a que des sources froides, a du moins l'avantage de minéralisations plus variées et notablement inférieures. Pougues, Royat, le Boulou, etc., conviennent également aux dyspeptiques. Certaines personnes supportent mal le gaz carbonique : Bagnoles (Orne), Alet, Evian (celle-ci très-inférieure pour sa minéralisation insuffisante), sont à peine gazeuses et très-appropriées à de pareils cas. Les indications sont sensiblement les mêmes dans la dyspepsie acide.

La dyspepsie pituiteuse, ou gastrorrhée, véritable catarrhe des premières voies digestives, et l'embarras gastrique chronique peuvent être soumis efficacement à une médication thermale identique, et j'ai vu Vichy leur convenir parfaitement. Cependant les eaux qui paraissent leur être le mieux appropriées sont des eaux douées de propriétés laxatives, unissant aux bicarbonates des chlorures, ou des sulfates sodiques ou magnésiques. Telle est en Allemagne une des spécialisations des eaux chlorurées fortes et très-carboniques de Hombourg et de Kissingen, ou en Bohême des eaux bicarbonatées, chlorurées et sulfatées, de Carlsbad et de Marienbad. Mais nos stations qui s'en rapprochent le plus, bien que moins minéralisées, présentent les mêmes appropriations, et leur sont peut-être préférables, en raison même de leur moindre minéralisation. Telles sont en Auvergne (massif central de la France) celles de Chatelguyon, Saint-Maurice, Vic-sur-Cère, Saint-Nectaire, Royat, et ailleurs celles de Sermaize, de Miers, de Brides, de Saint-Gervais.

Les dyspepsies flatulentes sont les plus difficiles à ·aiter et les plus opiniâtres. Elles se rattachent en énéral à un état névropathique qui réclame impé- ieusement une médication générale, car les médica- ons locales, ou purement cardiaques, sont presque oujours insuffisantes. C'est donc alors à tort que l'on rendrait le symptôme dyspeptique pour objectif du aitement. Les eaux de Plombières, de Luxeuil, de ourbon-Lancy, d'Ussat, de Bagnères-de-Bigorre, ussissent beaucoup mieux que les eaux plus direc- ment digestives, c'est-à-dire un traitement externe ieux qu'un traitement interne; et le gaz carbonique, ui paraît un élément indispensable du traitement es dyspepsies, est plutôt nuisible, au moins dans la upart des cas de ce genre. Il convient d'ajouter aux ations précédentes celle de la Malou et celle de int-Sauveur.

Je comprends sous le nom de dyspepsie irritative es cas assez difficiles à déterminer, qui se tiennent ır la limite de la gastralgie douloureuse et de la ıstrite chronique, où le gaz carbonique et les agents e la médication digestive sont rarement tolérés. Ici ıcore il convient de recourir aux médications ex- rnes, et aux eaux qui viennent d'être énumérées. ependant les eaux peu carboniques de Bagnoles, de ougues, d'Alet, d'Evian, peuvent être utilisées à l'in- rieur.

On voit combien le traitement des dyspepsies em- rasse d'indications et comprend de médications di- erses. Je n'ai pu que mettre sur la voie des unes et es autres. Mais je pense que l'exposé qui précède rvira de guide dans des applications dont la déter- ination échappe à des indications très-précises.

TRAITEMENT THERMAL DE LA GASTRALGIE.

La gastralgie est une névrose douloureuse de l'estomac. Au point de vue des indications, on peut la confondre avec l'épigastralgie, névralgie de la région cardiaque, dans laquelle la douleur, soit diffuse, soit localisée, ne siége pas dans l'estomac lui-même.

Cette névralgie peut se montrer aussi nette et isolée qu'aucune autre viscéralgie et que les névralgies des membres. Elle est continue, ou à intermissions, ou sous forme de crises appelées *crampes d'estomac*. Ces gastralgies surviennent évidemment quelquefois *a frigore*, mais le plus souvent comme déterminations assez directes de toutes sortes d'états constitutionnels, chez des névrosiques, des chlorotiques, surtout alors sous forme fixe et continue, chez des rhumatisants, des goutteux, des herpétiques, plutôt alors sous forme d'accès.

On peut être gastralgique sous toutes ces formes sans que la digestion en soit aucunement troublée, sauf bien entendu les indigestions amenées par les crampes d'estomac. Mais la gastralgie se combine également avec diverses formes de la dyspepsie, principalement la dyspepsie acide et flatulente. Il semble quelquefois exister une sorte d'hypéresthésie de l'estomac au contact des aliments, qu'il ne faut pas confondre avec la sensibilité douloureuse propre à la gastrite chronique. On dit qu'il y a gastralgie dyspeptique, ou dyspepsie gastralgique, suivant que l'état dyspeptique ou l'état gastralgique aura été primitif ou se montre dominant.

Au point de vue de l'indication thermale, on doit établir les catégories suivantes : gastralgie par accès; gastralgie continue; gastralgie dyspeptique.

La gastralgie par accès, crampes d'estomac, guérit parfaitement à Vichy, de même que les coliques hépatiques non calculeuses, hépatalgie, qui offrent exactement les mêmes caractères. Il est probable qu'il s'agit ici principalement de névralgies rhumatismales ou de névralgies arthritiques. Il serait intéressant de déterminer si la même médication s'applique aussi bien à la gastralgie herpétique. Mais ces diagnostics pathogéniques ne sont pas toujours faciles à établir avec précision. Je donne le fait clinique tel que je l'ai observé. Le traitement, intervenant dans l'intervalle des accès, est toujours facile à administrer.

Dans les gastralgies fixes et continues, c'est surtout à des médications externes, balnéaires, qu'il faut recourir. Plombières surtout, Néris, Bourbon-Lancy, Bagnères-de-Bigorre, etc., c'est-à-dire des eaux peu minéralisées et d'action sédative. J'ai eu souvent de semblables gastralgies à traiter à Vichy : elles sont généralement d'une extrême opiniâtreté. J'en suis venu quelquefois à bout par un traitement purement externe, bains, et douches épigastriques, chaudes ou écossaises (alternativement chaudes et froides). Mais il vaut beaucoup mieux s'adresser de suite aux indéterminées ou aux sulfatées calciques.

Le traitement de la gastralgie dyspeptique est plus difficile. Les eaux qui conviennent le mieux à la dyspepsie sont mal tolérées, surtout si elles sont très-carboniques, et les indéterminées ne s'adressant qu'à la névralgie sont insuffisantes. J'ai fait cependant à ce sujet des observations intéressantes. J'ai vu de ces malades dont Vichy guérissait la dyspepsie, laissant la gastralgie intacte : il s'opérait en quelque sorte une disjonction très-nette entre les deux états morbides. Mais il faut toujours craindre en pareil cas l'exaspération de la névralgie. Les eaux de Pougues, de Bagnoles, d'Alet sont mieux appropriées à ces dyspepsies douloureuses.

TRAITEMENT THERMAL DE L'ENTÉRALGIE.

Les névralgies abdominales, je ne parle pas de celles des parois de l'abdomen, peuvent se localiser sur certains appareils, ainsi la gastralgie, l'hépatalgie, la néphralgie, les névralgies utérines ou cystiques. Mais elles occupent souvent aussi un siége vague et indéterminé, et se trouvent alors comprises sous la dénomination générale d'*entéralgie*.

Pour la part que le siége de ces névralgies pourra prendre aux indications et aux applications thermales, je renverrai aux chapitres de la gastralgie, la colique hépatique, la métrite chronique et les maladies des voies urinaires. Quant aux névralgies abdominales de siége indéterminé, elles présentent des indications et des applications communes, plus simples qu'on ne pourrait le présumer de maladies si difficiles à traiter et à guérir.

L'indication est double : action sédative et action reconstituante, cette dernière au moins dans l'immense majorité des cas, voilà ce que nous avons à demander aux eaux minérales. L'indication diathésique spéciale s'efface presque toujours devant les indications sédative et reconstituante. Celles-ci réclament des eaux indéterminées, ou sulfatées calciques, ou sulfurées ou chlorurées faibles. Les sulfurées actives et les chorurées fortes devront être écartées. J'ai vu quelquefois des entéralgies céder aux bicarbonatées fortes de Vichy : c'étaient des sujets arthritiques ou rhumatisants, de bonne constitution, peu névropathiques. Mais c'est aux eaux de Plombières très-spécialement, de Néris, Bains, Ussat, Dax, Aix 'rovence), Bourbon-Lancy, Saint-Sauveur, Gréoulx, oncaude, la Chaldette, qu'appartient une semblable iédication. Si l'indication des ferrugineux existe rmellement, on pourra employer la Malou ou Royat, 1 encore Bagnères-de-Bigorre ou Luxeuil. Du reste, s'agit ici de traitements à peu près exclusivement xternes, bains et douches.

DIX-HUITIÈME LEÇON

RAITEMENT THERMAL DES MALADIES DU FOIE ET DES VOIES BILIAIRES *(Engorgement du foie, calculs biliaires).*

Beaucoup d'eaux minérales passent pour être salulires dans les *maladies du foie*. Cette expression baale est assez inexacte, dans ce sens qu'elle paraît ipposer l'appropriation de la médication thermale à i généralité des maladies de l'appareil biliaire. Ceendant les eaux minérales n'ont en réalité rien à .ire dans la plupart de ces maladies, c'est-à-dire dans mutes les altérations de texture du foie, cancer, dégéérescence amyloïde ou autres , stéatose, cirrhose, ippuration, hydatides [1], etc.

Les anomalies de la secrétion biliaire elles-mêmes ont difficilement atteintes par les eaux minérales, en ehors de ce qui concerne les concrétions biliaires. e conviens qu'il est un état bilieux, qui n'est peuttre que l'exagération du tempérament bilieux des nciens auteurs, et qui se manifeste par une teinte iunâtre ou plombée de la peau, une nuance jaune es sclérotiques, peu d'appétit, une tendance à l'état iburral, l'apparition facile de selles bilieuses alterant avec des matières peu colorées, des urines épais-

1. J'ai vu cependant employer avec utilité les eaux de Vichy pennt la période de réparation de kystes hydatiques et d'abcès du foie, iverts extérieurement.

ses et foncées, de la céphalalgie, de la mélancolie, — je conviens que j'ai vu souvent de telles conditions, à un degré où elles semblent se trouver sur la limite de la santé et de la maladie, trouver dans les eaux bicarbonatées sodiques, Vichy en particulier, une correction, sinon radicale, du moins actuelle et assez durable. Mais les véritables polycholies, mais les acholies, états qui sont plus souvent des symptômes que des maladies, bien qu'il ne soit pas toujours facile d'en établir le diagnostic pathogénique, je ne connais pas de formule qui puisse les rattacher à la médication thermale.

Il ne nous reste donc à étudier que le traitement thermal de l'engorgement du foie et celui des calculs biliaires.

Engorgement du foie. Le foie est le siége d'une circulation sanguine très-active : deux systèmes afférents, la veine porte et l'artère hépatique, et un système efférent, les veines hépatiques. Il emprunte à cette partie de sa constitution une sorte de structure spongieuse qui le rend très-sujet aux congestions sanguines, soit actives, soit passives, générales ou partielles, aiguës et de courte durée, ou chroniques et persistantes. Le foie possède le privilége de pouvoir garder ces congestions pendant de longues périodes, à l'état simple, et sans qu'il en résulte aucune désorganisation de tissus. Ces congestions chroniques s'appellent *engorgement du foie,* état dont l'anatomie pathologique n'est faite que très-incomplètement, et qui demeure compatible avec l'exercice des fonctions dévolues à cet organe, et relatives soit à la secrétion de la bile, soit au concours qu'il prête à la constitution chimique et organique du liquide sanguin.

Ces engorgements succèdent quelquefois à des périhépatites communes dans nos climats. Mais le plus souvent ils se développent lentement et sont chroniques d'emblée.

L'hépatite aiguë parenchymateuse est commune dans les pays chauds où elle se termine facilement par suppuration.

L'hépatite chronique ne se montre guère à nous que sous la forme de cirrhose, c'est-à-dire après avoir déterminé une hyperplasie du tissu conjonctif hépatique, lequel étouffe et atrophie les éléments actifs de l'organe.

L'hépatite aiguë ou subaiguë, qui n'aboutit ni à la suppuration ni à la cirrhose, n'est sans doute qu'une périhépatite, de la base spécialement, où elle laisse pour traces des adhérences celluleuses de la région sous-hépatique, adhérences qui rivalisent presque de fréquence avec les adhérences pleurales, et que j'ai décrites dans mon *Traité des maladies des vieillards*. Mais elle laisse souvent encore à sa suite des engorgements ou généraux, ou le plus souvent limités à la partie moyenne de l'organe, ou au lobe gauche, et très-susceptibles de résolution.

L'engorgement chronique du foie se développe sous l'influence paludéenne, dans les contrées marécageuses, et spécialement dans les pays chauds, et il est un des principaux traits de la cachexie qui leur est propre.

Mais les engorgements les plus communs dans nos contrées se développent insensiblement, d'une manière latente, sans grand retentissement sur la santé générale, accompagnés ou non de dyspepsie, et reconnaissent sans doute pour point de départ l'embarras, le ralentissement, l'obstruction, comme on disait autrefois, non sans raison, de la circulation veineuse abdominale.

Tous ces engorgements sont susceptibles de résolution ; ils le sont plus difficilement, sans doute en raison d'une moindre intégrité de la structure de l'organe hépatique, lorsqu'ils se rattachent à la cachexie paludéenne, surtout de provenance des pays chauds, bien que peu d'entre eux se soustrayent absolument à l'influence d'une médication énergiquement résolutive.

Le traitement thermal des engorgements du foie appartient tout entier à la famille des bicarbonatées, spécialement aux bicarbonatées sodiques et aux bicarbonatées sulfatées et chlorurées. Les deux stations qui représentent cette double médication sont Vichy et Carlsbad, c'est-à-dire des eaux à bases sodiques très-prédominantes. Vals et Marienbad peuvent être placées à côté des précédentes : mais le défaut de thermalité amoindrit formellement leur appropriation aux cas de ce genre.

La médication de Vichy et celle de Carlsbad possèdent beaucoup de points de rapprochement, particulièrement pour ce qui concerne le traitement de l'engorgement du foie; seulement il ne faut pas manquer d'opposer le caractère insensible, dépourvu de réaction, de la médication de Vichy, au caractère plus violent et perturbateur, et souvent exténuant, de Carlsbad. Cependant les propriétés laxatives de Carlsbad, dont Vichy se trouve dépourvu, pourront être utilement recherchées. Est-ce à celles-ci qu'il faudrait rapporter une activité plus résolutive *attribuée* à Carlsbad, dans les engorgements durs et anciens, propres à la cachexie paludéenne, et particulièrement à la cachexie des pays chauds? D'un autre côté, Vichy paraît plus reconstituant des anémiques, et, ce qui pourrait sembler contraire, mieux toléré des sujets pléthoriques et disposés aux congestions actives.

De telles nuances sont difficiles à établir avec une grande précision, surtout à propos de médications que sépare une telle distance. J'essaie de les exprimer de la manière la plus conforme à la vérité. Je crois être également dans la vérité, en formulant la proposition suivante : que si un petit nombre d'engorgements du foie traités à Vichy auraient pu trouver à Carlsbad une médication plus résolutive, le plus grand nombre des engorgements hépatiques traités à Carlsbad auraient trouvé à Vichy une médication pourvue d'une aussi grande efficacité, mais plus facile et d'une plus complète innocuité.

Les eaux minérales dont je viens de parler, et auxquelles ne suppléeraient que très-incomplètement celles qui s'en rapprochent dans la classification, ou les chlorurées sodiques, lesquelles ne participent qu'à un moindre degré à de telles applications, agissent donc en pareil cas comme des eaux résolutives et fondantes. La médication doit être externe et interne : rappelons que la balnéation est beaucoup moins usitée à Carlsbad qu'à Vichy. L'action des douches locales, très-efficace, semble pouvoir être comparée à un véritable massage du foie, pratique qui peut être combinée avec elles.

La question de l'hydropisie, ascite ou anasarque, est ici très-importante.

Règle générale, l'engorgement simple du foie ne s'accompagne pas d'hydropisie. La présence de celle-ci doit laisser supposer qu'il existe un commencement de désorganisation du tissu hépatique, au-dessus des ressources de l'art. L'hydropisie contre-indique formellement Carlsbad comme Vichy, et en général toute forme du traitement thermal. Il est cependant à cette règle des exceptions que consacre la pratique. Elles sont relatives à des cas où l'hydropisie procèderait d'une gêne mécanique apportée à la circulation abdominale extra-hépatique par la pression du foie augmenté de volume, et non d'un obstacle à la circulation intra-hépatique. Il y a là une question d'appréciation et de diagnostic que je ne puis qu'indiquer.

Calculs biliaires. Les indications de la médication thermale au sujet des calculs biliaires sont les suivantes : 1° Développer l'activité de l'appareil biliaire, et dans ses propriétés de tissu, tonicité, contractilité des organes d'excrétion de la bile, et dans ses propriétés sécrétoires ; 2° modifier la constitution de la bile.

Il est permis de croire, en effet, que deux éléments concourent à la maladie constituée par l'existence de calculs biliaires ou par les accidents auxquels ils donnent lieu : 1° une modification dans la constitution chimique de la bile, en vertu de laquelle un des principes qui la constituent, cholestérine ou matière colorante, vient à y prédominer au-delà d'une certaine mesure; 2° un état de ralentissement dans la circulation biliaire ou d'amoindrissement dans l'activité contractile des voies d'excrétion de la bile.

Les eaux minérales spéciales dans le traitement des calculs biliaires sont les bicarbonatées sodiques, soit simples, soit sulfatées et chlorurées, c'est-à-dire Vichy et Carlsbad. Je n'ai pas à reproduire ici les remarques que j'ai déjà présentées au sujet de l'action respective de ces deux stations, et les raisons qui doivent faire preférer, au moins dans la plupart des cas, le traitement de Vichy, beaucoup plus facile et tout aussi efficace que celui de Carlsbad. Il n'est certainement pas en thérapeutique thermale de sujet où l'indication soit plus précise, et les effets, palliatifs d'abord, et définitivement curatifs, soient mieux assurés. Seulement, il s'agit ici de traitements de longue durée, c'est-à-dire à répétitions multipliées et nécessaires, car les calculs biliaires sont singulièrement sujets à récidive, et comme leurs manifestations ne s'opèrent souvent qu'à des époques très-distantes, il faut un très-long temps pour acquérir l'assurance de leur guérison définitive.

Les manifestations communes et caractéristiques des calculs biliaires sont les coliques hépatiques. Il en est des coliques hépatiques calculeuses comme de toutes les affections à manifestations éloignées : l'époque la plus opportune pour l'application du traitement thermal est la plus éloignée possible des accidents douloureux. Il arrive quelquefois que des coliques hépatiques soient sollicitées par le traitement thermal, soit pendant sa durée, soit, beaucoup plus souvent, consécutivement au traitement lui-même. On peut sans doute les considérer comme un accident nécessaire. Cependant il est à remarquer que leur apparition dépend beaucoup de la manière dont le traitement est administré, et qu'on arrive presque toujours à les éviter par une direction très-prudente et très-ménagée.

Mais quelquefois les coliques hépatiques se reproduisent à des époques rapprochées et même presque journalières. Le traitement thermal peut se trouver alors assez difficile à appliquer. Son action excitante, vivement ressentie par l'appareil biliaire, y ramène à chaque instant des accès nouveaux, et, chose assez remarquable, tandis que les organes souffrants ressentent d'une manière primitive cette action fâcheuse et embarrassante, la maladie n'en subit pas moins une action plus intime et favorable, dont les effets se manifestent consécutivement.

Pourtant, on est tellement dépourvu d'autres moyens curatifs des calculs biliaires, et l'action thermale est tellement sûre, qu'il ne faut jamais hésiter à recourir aux eaux appropriées, à moins toutefois qu'il n'y ait un état manifestement inflammatoire de la région sous-hépatique. On pourrait, si l'on redoutait les bicarbonatées sodiques fortes, recourir à des eaux moins caractérisées, telles que Pougues, Vittel, Sermaize, Bourbon-Lancy. Cependant je dois dire que je n'ai jamais rencontré un seul cas où les eaux de Vichy, maniées avec les précautions indiquées, ne fussent définitivement tolérées et salutaires.

L'hépatalgie, ou névralgie du foie, revêt quelquefois une forme symptomatique identique aux coliques hépatiques calculeuses. Pour s'en faire une idée précise, il faut penser aux accès de gastralgie dits crampes d'estomac. C'est ainsi que la région abdominale est le siége d'accès de névralgies viscéralgiques, ou épiviscéralgiques, qui revêtent une forme commune, et ne diffèrent que par leur siége, auquel elles empruntent quelques épiphénomènes particuliers; ainsi l'ictère qui manque habituellement dans l'hépatalgie peut cependant s'y reproduire. Les eaux de Vichy m'ont paru réussir aussi bien dans ces coliques hépatalgiques que dans les coliques calculeuses, de même que j'ai pu signaler leur excellente appropriation aux crampes d'estomac.

DIX-NEUVIÈME LEÇON

TRAITEMENT THERMAL DE LA MÉTRITE CHRONIQUE.

Je réunis sous cette désignation un ensemble d'actes pathologiques qui comprennent le catarrhe vaginal et utérin, les engorgements utérins et péri-utérins, et les ulcérations du col de la matrice, différents sujets qui se distinguent dans la thérapeutique ordinaire parce qu'on leur oppose des moyens thérapeutiques distincts, mais qui tendent à se confondre dans la pratique thermale, parce que les eaux minérales représentent à leur égard une médication à peu près exclusivement générale.

La métrite chronique s'observe fréquemment chez des femmes lymphatiques, ou dont la constitution est empreinte d'un état diathésique déterminé, tel que la scrofule, l'herpétisme, le rhumatisme, ou simplement détérioré, sous forme d'anémie ou d'atonie, par suite de mauvaises conditions hygiéniques ou constitutionnelles.

Telles sont en général les métrites qui se sont développées en dehors de la parturition.

Celles dont le point de départ remonte à l'accouchement, et ce sont les plus nombreuses, se rencontrent le plus souvent chez des femmes atteintes des états constitutionnels que je viens d'énumérer. Cependant elles se sont quelquefois développées chez des femmes en bonne santé, et leur existence, ainsi que leur persistance, sont dues au défaut de soins appropriés. Il arrive alors, communément, que l'influence exercée par la maladie utérine sur la menstruation, sur les fonctions digestives, sur l'innervation, et par suite sur la nutrition, entraîne un état de détérioration de l'organisme analogue à celui qui, dans les circonstances signalées précédemment, en avait amené le développement.

On voit donc que, dans l'immense majorité des cas, les femmes affectées de métrite chronique se présentent dans des conditions constitutionnelles, primitives ou secondaires, qui tiennent la première place dans l'indication thérapeutique, parce qu'elles constituent l'obstacle le plus formel à la guérison de la maladie.

Tel est le premier sujet qui s'offre ici dans l'indication des eaux minérales : c'est une question de pathogénie.

Il est un autre sujet d'indication qui dérive de la considération des organes malades.

L'utérus est un organe éminemment fluxionnaire, circonstance qui se trouve en rapport avec son fonctionnement physiologique.

Tant que celui-ci est troublé dans ses conditions d'évolution régulière, l'appareil utérin demeure exposé à des mouvements fluxionnaires qui, ne trouvant à se résoudre que d'une manière imparfaite, viennent accroître les conditions pathologiques dont il est le siége. En outre, la métrite s'accompagne en général d'un état névropathique caractérisé par une névrose générale, hystérique ou hystériforme, ou par des névralgies localisées.

De sorte que toute femme atteinte de métrite chronique doit être considérée comme se trouvant, à un degré quelconque, sous l'imminence d'accidents fluxionnaires ou névrosiques, dont il importe au plus haut point de tenir compte dans toutes les applications thérapeutiques.

Telles sont les deux séries d'indications qui dominent la médication thermale appliquée à la métrite chronique, les unes que l'on peut appeler *positives*, qui dérivent de l'état constitutionnel, et les autres, que l'on pourrait appeler *négatives*, qui dérivent des organes malades.

Lors donc qu'il s'agit de prescrire un traitement thermal en pareille circonstance, il faut :

1° S'adresser à des eaux minérales propres à modifier l'état constitutionel sous la dépendance duquel se trouve la métrite;

2° S'adresser à des eaux minérales qui ne puissent

mettre en jeu la susceptibilité fluxionnaire ou névrologique de l'appareil utérin.

Nous avons déjà rencontré, au sujet des dermatoses, précisément ce même jeu d'indications.

Nous savons à quelles indications diathésiques répondent les grandes divisions des eaux minérales, sulfurées, chlorurées, bicarbonatées sodiques, ferrugineuses. Nous savons quelles propriétés communes et distinctes elles possèdent au sujet de l'action reconstituante, et comment celle-ci se retrouve encore parmi les eaux à minéralisation plus faible ou moins déterminée.

D'un autre côté, nous pouvons prévoir que les susceptibilités propres à l'appareil utérin lui-même exigeront l'emploi des faibles minéralisations et des faibles températures.

Quant aux lésions particulières de la métrite chronique, nous savons que les sulfurées exercent une action spéciale sur les catarrhes des membranes muqueuses, surtout chez les lymphatiques et les scrofuleux; que les chlorurées et les bicarbonatées s. ont des propriétés résolutives ou fondantes qui s'adressent particulièrement aux engorgements; enfin que les eaux minérales en général jouissent de propriétés cicatrisantes à l'endroit des ulcérations.

Le traitement thermal de la métrite chronique est surtout balnéaire. Les bains prolongés, et les bains de piscine en particulier, sont particulièrement efficaces. Les irrigations vaginales servent très-utilement à modifier les surfaces catarrhales. Mais il faut à peu près complétement bannir de semblables traitements les douches vaginales, qui réveillent avec une grande facilité les congestions et les névralgies utérines et péri-utérines. Les douches extérieures, lombaires et hypogastriques, ne doivent être employées elles-mêmes qu'avec de grands ménagements.

Nous passerons en revue les diverses familles d'eaux minérales et les stations qui paraissent le mieux appropriées au traitement de la métrite chronique.

Les sulfurées sont spéciales dans le lymphatisme, et dans l'herpétisme dont les manifestations montrent autant de prédilection pour la muqueuse vaginale et utérine que pour la muqueuse pharyngée. Leurs qualités stimulantes et reconstituantes sont très-salutaires aux constitutions détériorées, et quelquefois plus efficaces dans l'anémie que les ferrugineuses elles-mêmes. Elles conviennent surtout aux cas où domine l'état catarrhal, caractère saillant de la métrite chez les lymphatiques et les herpétiques. Elles conviennent parfaitement, ainsi que les bains de mer, au catarrhe vaginal des petites filles. Mais il faut peu compter sur leur action résolutive, au sujet des engorgements utérins et péri-utérins.

Mais les sulfurées actives doivent être redoutées dans toutes les métrites à tendance congestive ou névrosique. Elles ne portent pas à l'hémorrhagie comme d'autres eaux minérales, mais elles exaspèrent la congestion, l'inflammation et surtout les névroses douloureuses. Il n'est donc généralement permis de recourir qu'aux sulfurées à thermalité moyenne et à qualités peu excitantes.

Saint-Sauveur et les Eaux-Chaudes, les sources blanches de Luchon et bleues d'Ax, les sources dégénérées de Cauterets, telles sont les eaux auxquelles on peut recourir avec le plus de sécurité, quand les conditions constitutionnelles et la prédominance catarrhale paraissent déterminer l'indication des sulfurées. Les eaux dégénérées des Pyrénées-Orientales, Amélie, le Vernet, Olette, Molitg, chez lesquelles on voit le principe sulfureux disparaître rapidement pour aire place à des hyposulfites, conviennent également.

S'il s'agit de simples catarrhes sans métrite, princi-ıalement chez les jeunes filles scrofuleuses, la géné-'alité des sulfurées se trouvent applicables, ainsi Ba-;nols, Saint-Honoré, et les sulfurées c. d'Enghien, de 'ierrefonds et d'Allevard.

Les chlorurées s. fortes ne conviennent guère au raitement de la métrite. La métrite chronique a gé-ıéralement peu de connexion avec la scrofule. Elle 'en trouve rarement contemporaine, et se montre urtout à l'âge où la scrofule, ayant cessé d'être en ıuissance, n'a laissé que des altérations consécutives, ıu une empreinte générale qui reproduit plutôt les aractères du lymphatisme. Mais les chlorurées doi-ent être écartées du traitement de la métrite parce u'elles disposent très-directement aux congestions ıémorrhagiques de l'utérus. Si cette circonstance peut ɜs recommander dans certains engorgements très-ato-ıiques et anciens, peu fluxionnaires, il faut être tou-ɔurs très-réservé dans leur emploi.

Ceci ne s'applique pas aux chlorurées bicarbona-ɜes de Saint-Nectaire et de la Bourboule, qui convien-ıent spécialement aux femmes molles, de peu de ré-ction, aménorrhéiques, portant des engorgements olumineux, peu douloureux, ou des ulcères tenaces. ·ourbon-Lancy, plus faiblement minéralisé, sera re-ervé aux cas où un élément névropathique donnerait ncore lieu de redouter les précédentes. Les eaux de ıa Motte, eaux fortement chlorurées, paraissent devoir une certaine proportion de sulfate c. une appropria-on plus facile à la métrite chronique.

Les bains de mer sont très-utiles dans les leucor-hées lymphatiques ou scrofuleuses, là où la mer ède et paisible permet des bains prolongés, dans des aies ou des criques chaudement orientées et abritées contre les agitations régulières ou accidentelles de la mer. Quant aux bains froids, agités et à vive réaction, des côtes septentrionales, ils ne conviennent nullement aux femmes névropathiques, ni aux métrites douloureuses ou fluxionnaires. Mais le séjour marin est par lui-même généralement salutaire aux femmes molles, lymphatiques ou anémiques.

Les bicarbonatées s. conviennent surtout aux cas où l'état constitutionnel se trouve consécutif à la métrite elle-même : c'est alors l'anémie, la dyspepsie et une sorte d'allanguissement général qui dominent. Quant à l'état arthritique ou goutteux, je ne crois pas qu'il prenne une grande part à la pathogénie de la métrite chronique.

Les eaux de Vichy, et celles de Vals, mais celles-ci beaucoup moins bien appropriées par leur défaut de thermalité à un traitement surtout balnéaire, agissent moins directement que les sulfurées sur l'état catarrhal, mais beaucoup plus efficacement sur l'engorgement. Elles partagent les propriétés résolutives des chlorurées, mais sans disposer comme elles aux congestions hémorrhagiques, qu'elles combattent au contraire très-efficacement. Mais ces eaux bicarbonatées s. fortes sont trop actives pour se prêter aux cas où il existe la moindre tendance à l'éréthisme inflammatoire ou névrosique. C'est alors aux eaux de Royat, de Saint-Maurice, de Pougues, de la Malou que l'on aura recours, la plupart plus ferrugineuses qu'Ems, mais parfaitement adaptées aux conditions qui répondent à la spécialisation attribuée à cette dernière station, dans le traitement des maladies utérines.

Les eaux ferrugineuses peuvent être très-utiles aux femmes anémiques; mais des eaux froides et peu balnéaires ne sauraient fournir qu'une médication très-incomplète à la métrite chronique. Il serait cepenant intéressant de savoir quel parti on pourrait tirer ans ce sens des ferrugineuses thermales de Sylvanès, ampagne, Rennes, Barbotan : mais nous ne possé-ons pas de données précises sur ce sujet. Il ne faut as oublier du reste que les eaux minérales qui ont té mentionnées plus haut, y compris Vichy et Vals, eprésentent de véritables médications ferrugineuses.

C'est près des eaux indéterminées, et des eaux à ase calcique, telles que Néris, Plombières, Bains, uxeuil, Aix en Provence, Dax, Ussat, ou Bagnères-de-igorre, Encausse, Foncaude, la Chaldette, etc., que traitement de la métrite chronique rencontre les pplications les plus étendues et les plus précieuses.

Sans doute elles n'offrent pas, au sujet des catar-hes et des engorgements, les propriétés directement ésolutives et fondantes qui appartiennent aux eaux ettement minéralisées dont il a été question précé-emment. Elles ne possèdent pas non plus ces qua-tés spéciales qui approprient si nettement les sulfu-ées, les chlorurées et les bicarbonatées au lympha-sme, à la scrofule, à l'herpétisme, à l'anémie, à la yspepsie. Mais leur action sédative, loin d'exposer à exaspération de l'état congestif, inflammatoire ou évrosique de l'appareil utérin, l'atténue, le calme, ındis qu'elles exercent encore sur l'ensemble de l'or-anisme une action reconstituante dont un des avan-ıges est de rendre ultérieurement aux agents de la ıérapeutique ordinaire une efficacité que l'ancien-eté de la maladie et la langueur du système leur vaient retirée.

Il serait assez difficile d'attribuer à chacune de ces ations des indications spéciales. Elles représentent ne médication à peu près identique, où il est permis e faire une certaine place aux convenances de loca-té, de climat, de milieu.

Cependant, je ferai remarquer que les sources du Salut et du Foulon à Bagnères-de-Bigorre, celles d'Encausse, d'Aix, d'Ussat, de la Chaldette, se distinguent par une thermalité moyenne, parfaitement appropriée à ces sortes de traitements. Sous ce rapport, comme sous le rapport de leurs qualités sédatives, comme sous celui de leur appropriation au traitement des maladies utérines, nous devons en rapprocher les Eaux-Chaudes et surtout celles de Saint-Sauveur.

Les eaux d'Ussat et d'Aix en Provence fournissent des bains à écoulement constant, circonstance très-intéressante, avec cette particularité à Ussat, qu'une série de griffons à températures graduées de 31 à 36° alimentent des baignoires spéciales, qui permettent de graduer ainsi la température du bain. Enfin les stations de Bagnères et de Luxeuil possèdent des sources ferrugineuses ou manganésiennes, dont l'usage peut se combiner très-avantageusement avec celui des bains sédatifs.

TRAITEMENT THERMAL DES CATARRHES DE L'APPAREIL URINAIRE.

Il est difficile de séparer l'idée de catarrhe vésical de celle des altérations nombreuses de la vessie, de la prostate ou du canal de l'urèthre qui coexistent si souvent avec lui, surtout à une époque un peu avancée de la vie.

Chez les jeunes sujets, le catarrhe vésical suppose presque toujours l'existence d'une diathèse rhumatismale, scrofuleuse, arthritique on herpétique. Chez les individus d'un certain âge, il faut toujours supposer et rechercher une lésion de texture quelconque dont il doit être solidaire. Chez les uns et chez les autres, on arrive presque constamment à retrouver, dans les ıtécédents, une ou plusieurs gonorrhées, ayant été aitées d'une façon plus ou moins rationnelle.

Telles sont les considérations qui doivent toujours 'ésider au choix d'un traitement thermal dans le ıtarrhe vésical.

S'il n'existe point de lésion de tissu, l'indication ›vra se rattacher à l'origine pathogénique ou dia- ıésique du catarrhe. Les eaux bicarbonatées et les ılfurées fournissent en général les éléments de la ıédication indiquée ; mais elles ne sont applicables ı'en l'absence de tout état inflammatoire ou névral- ıque. Il faut en un mot avoir affaire à un catarrhe et on point à une cystite. La susceptibilité des organes rinaires au contact des eaux minérales est très- rande. Pour peu qu'il y ait de dysurie, ou de névral- ie du col vésical, ou que l'on ait affaire à une vessie ·ritable, on remplacera les eaux de Cauterets ou de uchon, ou de Vichy, par celles de Contrexéville, ou e Pougues, ou de la Preste, qui sont les eaux spéciales es cystites ou des cystalgies, en dehors bien entendu e toute acuité présente.

On voit qu'ici, comme dans bien d'autres circons- ınces, la considération constitutionnelle devra céder la considération des organes malades et de leur xcitabilité.

Mais c'est surtout lorsqu'il s'agit de quelqu'une de es lésions de tissu que masque si souvent le catarrhe ésical, engorgement de la prostate, rétrécissement u canal, altérations de structure de la muqueuse vé- ıcale, du col en particulier, c'est alors surtout qu'il ıut se garder des eaux à minéralisation active. Si l'on n fait un usage inopportun, la lésion qui entretient : catarrhe ne pouvant être modifiée elle-même par ı médication, celle-ci exerce en pure perte sur les urfaces malades une action qui, ne pouvant aboutir, devient tout simplement stimulante, et y développe des phénomènes d'irritation, ou les accroît s'ils existaient à un certain degré.

Pougues, Contrexéville, la Preste, Evian, parviennent mieux à modifier les surfaces catarrhales sans réveiller dans les tissus altérés, et auxquels les eaux minérales sont impuissantes à rendre leur texture primitive, une excitation douloureuse et en activer la dégénération.

La présence de gravelle phosphatique, laquelle est entièrement liée à l'existence du catarrhe, n'est de nature à modifier en rien les indications.

Le catarrhe du rein, ou pyélite catarrhale, est généralement d'un traitement plus facile. Dans tous les cas que j'en ai observés, indépendants de rétention de graviers dans le bassinet, j'ai obtenu des eaux de Vichy une tolérance parfaite et des résultats extrêmement satisfaisants. Je n'ai point d'observation comparative à ajouter, relativement à d'autres stations, à mon observation personnelle sur ce sujet. Je pense cependant que Contrexéville convient également alors.

VINGTIÈME LEÇON

TRAITEMENT THERMAL DES PARALYSIES

Il est nécessaire, au point de vue des indications, comme des applications de la médication thermale, de distinguer : 1° les paralysies cérébrales ou hémiplégies ; 2° les paralysies spinales ou paraplégies et les paralysies périphériques.

L'existence d'une hémiplégie suppose toujours l'existence d'une lésion de structure dans l'encéphale. Les eaux minérales ne sont applicables qu'aux conséquences d'un ealtération en puissance ou en voie de aration, telle que l'hémorrhagie ou le ramollisse- nt cérébral, et qui doit laisser des traces irréduc- es elles-mêmes. Leur action curative est donc olument subordonnée au caractère de l'altération :éparation, kyste ou cicatrice. Il me paraît impos- e de déterminer la part précise qu'elles peuvent ndre à l'évolution de ce travail de réparation lui- me : mais elles prennent une part effective au re- r des fonctions lésées.

'il est un sujet dans lequel l'indication n'ait point iser autre chose qu'une altération organique et désordres fonctionnels qui en résultent directe- nt, c'est celui qui nous occupe. Si l'on s'en tient effet au cercle des connaissances acquises, il est tain que, au point de vue de l'indication, la lésion s l'apoplexie est essentiellement locale. Quelque t qu'y aient prise des circonstances organiques ou 'siologiques lointaines ou généralisées, la lésion t consommée instantanément, ou dans un très- rt espace de temps, puis, si elle est compatible c l'existence, elle se répare d'elle-même, et abso- ient en dehors de toute intervention de notre t. Les considérations relatives aux diathèses et aux s constitutionnels ne rencontrent ici que des lications très-indirectes. Mais l'action nerveuse, ruite dans les points qu'occupe l'altération de ré- ation, demeure comme engourdie et impuissante is un certain périmètre autour de cette altéra- ı, et jusqu'à la périphérie dans toutes les parties elle devait rayonner. Voici le point que la théra- tique peut viser et atteindre, en s'efforçant de la eiller et de lui rendre son activité.

'elle est l'idée que nous devons nous faire de l'in- ıtion et de la portée des eaux minérales dans le tement des hémiplégies ou paralysies cérébrales.

C'est aux chlorurées s. simples qu'appartient spécialement cette médication.

Il se présente d'abord une question d'une haute importance. A quelle époque peut-on et doit-on recourir au traitement thermal à la suite d'une hémiplégie? Convient-il de le faire hâtivement ou tardivement? Dans le premier cas, il semble que les effets du traitement thermal seront d'autant plus efficaces qu'ils se combineront avec le travail réparateur de l'altération encéphalique, et viendront en aide à son évolution, tandis que, celle-ci terminée, ils risqueraient de se trouver impuissants; d'un autre côté, il faut craindre d'entraver cette évolution spontanée par une action perturbatrice, qui pourrait réveiller de nouveaux actes pathologiques encore imminents.

Cette question d'opportunité me paraît devoir être résolue de la manière suivante : le traitement thermal est indiqué lorsqu'à la suite d'une apoplexie la marche des symptômes annonce que la lésion cérébrale se trouve en voie formelle de retour et de réparation. L'époque opportune variera donc suivant les cas, suivant l'intensité et la marche des accidents : mais on doit admettre que plus tôt on recourra au traitement thermal, plus celui-ci pourra exercer une influence déterminée sur la marche ultérieure de la maladie.

C'est aux eaux de Bourbonne, de Bourbon-l'Archambault, de Balaruc, de La Motte, que l'on aura recours. Toutes sont des eaux à forte minéralisation, franchement chlorurées sodiques et d'une haute thermalité. Leur action laxative intervient utilement et devra souvent être activée artificiellement. On combine quelquefois avec l'usage des eaux l'emploi de larges ventouses sèches. Les douches ne prennent pas en général au traitement une part aussi grande qu'on ourrait le croire. La tolérance de ces sortes de maades pour les thermalités élevées est remarquable.

Au traitement des paralysies spinales et des paraysies périphériques se rattachent des considérations out autres que celles qui viennent d'être présentées propos des paralysies cérébrales. Le traitement hermal de ces dernières est surtout symptomatique, t ne s'adresse très-spécialement qu'aux conséquences 'une lésion organique déterminée. Le traitement des aralysies spinales et des paralysies périphériques est u contraire un traitement pathogénique, et suppose absence de toute lésion organique. Nous ne conaissons effectivement aucun fait qui nous autorise à dmettre que les eaux minérales puissent être utilement employées dans les cas de ramollissement, d'inuration ou d'atrophie de la moelle et des nerfs qui n proviennent. Il faut faire attention d'ailleurs que e ramollissement et l'hémorrhagie spinales ont une endance envahissante qui se distingue de la tendance ontraire des altérations similaires dans le cerveau t le cervelet.

Les paralysies dont il est ici question sont des paraysies rhumatismales, ou hystériques, ou d'épuisement, ou des paralysies de l'enfance. La médication era donc ou diathésique ou reconstituante, et elle ourra parvenir à un degré curatif auquel l'existence 'une lésion indélébile ne lui permettait pas d'atteinre dans le cas de paralysie cérébrale.

L'analyse physiologique des paralysies périphériques 'est pas encore assez avancée pour que l'on puisse aser sur un diagnostic précis les indications des eaux ninérales. Cependant je puis présenter sur ce sujet es indications générales dont il nous sera facile de rer parti.

Les paralysies rhumatismales réclament de hautes thermalités; les paralysies hystériques des eaux sédatives (indéterminées ou sulfatées); les paralysies d'épuisement et les paralysies de l'enfance des eaux reconstituantes (chlorurées ou ferrugineuses); enfin les paralysies périphériques avec tendance à l'atrophie musculaire des eaux excitantes (sulfurées).

Le traitement des paralysies rhumatismales peut être effectué également près de toutes les eaux minérales à haute thermalité, chlorurées, sulfurées ou indéterminées. Les indéterminées seront choisies parmi les plus thermales, Plombières, Néris, Dax, Chaudes-aigues, Mont-Dore, et suffisent en général. Le choix des chlorurées et des sulfurées thermales : Bourbonne ou Balaruc, Luchon, Bagnols ou Olette, sera surtout déterminé par des considérations relatives à la constitution générale du malade.

On s'adressera de préférence, dans les paralysies hystériques, aux indéterminées à thermalité moyenne, Bagnères de Bigorre, Ussat, Aix (Provence), Bagnoles (Orne), ou aux sulfurées faibles, à Saint-Sauveur, à Gréoulx. Les eaux étrangères de Shlangenbad, de Wildbad, de Gastein, très-recherchées dans les cas de ce genre, ainsi que dans les paralysies par épuisement, ne présentent aucune appropriation supérieure aux autres. Quant à ces dernières paralysies, les chlorurées fortes et thermales leur conviennent certainement, mais moins peut-être que les eaux notablement ferrugineuses de la Malou, de Chateauneuf, de Royat; et je dois rappeler, à Bagnères de Bigorre et à Luxeuil, l'existence de sources ferrugineuses ou manganésiennes à côté de ces sources sédatives, dont l'action reconstituante, toute faible qu'elle soit, se prête si bien à ces sortes d'indications. On comprend qu'il ne s'agit pas ici d'actions altérantes spéciales, mais d'actions physiologiques qui peuvent, sous des formes diverses, aboutir à des résultats identiques. C'est ainsi que les sulfurées actives conviennent également aux paralysies par épuisement. Mais nous ne possédons pas de données suffisantes sur les applications comparées des chlorurées, des ferrugineuses et des sulfurées quiviennent d'être é numérées.

Les paralysies essentielles des enfants, ces paraplégies que l'on voit succéder aux maladies convulsives, alors qu'elles ne se rattachent pas à quelque lésion de structure de la moelle, seront traitées par les chlorurées dont j'ai signalé les excellentes appropriations aux maladies de l'enfance, Salins, Uriage ou la Bourboule.

Il est des paralysies périphériques, localisées, à tendance plus ou moins extensive, à tendance atrophique également, bien qu'il ne faille pas les confondre avec l'atrophie musculaire progressive dont cependant elles ne paraissent pas se distinguer beaucoup dans l'indication thermale. La clinique thermale n'a pas encore fourni à leur sujet de renseignements suffisamment précis. Il est probable que les chlorurées et les sulfurées peuvent également leur être opposées. D'intéressantes observations ont été publiées concernant l'application des eaux d'Aix-La-Chapelle à l'atrophie musculaire progressive (Wetzlar). Quant aux paralysies elles-mêmes, mon observation personnelle me permet d'affirmer que les sulfurées sodiques actives, Luchon, Cauterets, Olette, leur fournissent une médication très-effective : mais je ne saurais dire encore quelle extension peut être donnée à leurs applications, ni dans quelles limites il convient de les restreindre.

TRAITEMENT THERMAL DES MALADIES CHIRURGICALES.

Les fractures et les luxations, d'une part, et d'autre part les blessures de guerre, forment les deux grands sujets d'application des eaux minérales aux maladies chirurgicales.

Le but de leur intervention dans les premières est de résoudre les engorgements qui persistent autour des fractures consolidées ou des luxations réduites, et de remédier aux raideurs articulaires et aux atonies musculaires.

Dans les blessures de guerre, en outre des circonstances analogues, il s'agit de cicatriser des plaies résistantes, ou de provoquer l'issue de corps étrangers, provenant d'esquilles, de nécroses, ou venus du dehors, débris de vêtement ou de projectiles.

Il y a donc des actions purement locales à effectuer; comme de rendre son activité à un membre longtemps enfermé dans un appareil, ou d'éliminer un corps étranger; il y a aussi des actions générales, et c'est le cas le plus commun : car les raideurs, les engorgements, la rétention de corps étrangers, la durée des plaies, tiennent habituellement à un état vicieux de l'organisme, dû à quelque diathèse, scrofuleuse ou lymphatique, ou à une mauvaise constitution, ou à un état de délabrement provenant lui-même de circonstances relatives au traumatisme, séjour au lit prolongé, souffrances d'une campagne de guerre, etc.

Il faut donc recourir quelquefois à une médication altérante, toujours à une médication reconstituante, et souvent rechercher une action résolutive, ou éliminatrice ou cicatrisante.

Presque toutes les eaux minérales peuvent revendiquer une place parmi de telles indications. Je ne vois guère à excepter que les eaux bicarbonatées, et précisément les plus actives d'entre elles, les bicarbonatées sodiques. Leur action reconstituante peut encore être salutaire, ainsi que leur action digestive et leurs qualités ferrugineuses. Mais leurs propriétés résolutives s'adressent très-spécialement aux régions splanchniques et aux engorgements viscéraux. Elles sont moins éliminatrices que les autres et ne sont guère cicatrisantes. Enfin leur activité s'adresse beaucoup plus aux phénomènes intimes de la nutrition qu'aux tissus eux-mêmes.

S'il n'est question que de ramener le jeu de muscles affaiblis par une longue immobilité, ou d'articulations enroidies, ou de stimuler légèrement de vieilles plaies, la balnéation indéterminée de Dax, Aix (Provence), Bains, Luxeuil, Plombières, etc., peu excitante de Bourbon-Lancy, de Gréoulx ou de Saint-Gervais, sulfatée calcique de Bagnères-de-Bigorre ou d'Encausse sera très-suffisante, surtout chez des sujets névropathiques et excitables.

Chez les individus lymphatiques ou scrofuleux, ou très-exténués, s'il s'agit de remonter vivement l'organisme, de modifier des plaies très-atoniques, de provoquer l'élimination de corps étrangers, c'est aux sulfurées sodiques thermales qu'on s'adressera. Luchon, Ax, Cauterets, Bagnols, Baréges, Amélie, Olette, se prêtent également à cette médication reconstituante, stimulante et éliminatrice. J'ai déjà fait ressortir le caractère distinct, dans cette action commune, de Baréges et d'Amélie, la première plus énergique et la seconde moins excitante [1].

Mais s'il s'agit de tissus épaissis, engorgés, indurés, de trajets fistuleux profonds, enfin de lésions de tissus

1. Voyez, page 72.

plus que de lésions de fonctions, c'est aux chlorurées, Bourbonne, Bourbon-l'Archambault, Balaruc, le Moutiers, qu'on demandera les éléments d'une médication résolutive que les sulfurées ne fournissent que très-incomplétement.

Les boues de Dax, de Saint-Amand, de Barbotan, fournissent dans ce dernier ordre de faits des actions plus locales, mais beaucoup plus énergiques encore. Mais leur emploi ne saurait s'adresser qu'à des états anciens et très-atoniques.

FIN.

TABLE DES MATIÈRES

Préface 5
Introduction. Préliminaires 7

PREMIÈRE PARTIE.

MATIÈRE MÉDICALE DES EAUX MINÉRALES.

1re Leçon. Définition des eaux minérales. 15
Origine des eaux minérales. 15
Température des eaux minérales 19
2e Leçon. Constitution chimique des eaux minérales. . 20
Classification des eaux minérales. 27
3e Leçon. Modes d'administration des eaux minérales. 32
Bains. 32
Usage interne. 33
Douches. 33
Inhalation. 34
Pulvérisation. 35
Boues. 35
4e Leçon. Actions physiologiques et thérapeutiques des eaux minérales. 36
Spécialisation des eaux minérales. 43
5e Leçon. Famille des sulfurées. 44
1re *Division.* Sulfurées sodiques. 44
2e *Division.* Sulfurées calciques ou sulfhydriquées. 49
Action physiologique et thérapeutique des eaux sulfurées. 51
Stations sulfurées sodiques. 58
Stations sulfurées calciques. 65

6e Leçon. Famille des chlorurées. 67
1re Classe. Chlorurées sodiques simples. . . 67
Eaux mères. 69
Eau de mer. 70
Action physiologique et thérapeutique des eaux chlorurées. 70
Médication marine. 74
Stations chlorurées sodiques simples. . . . 75
2e Classe. Chlorurées sulfurées et stations. 79
3e Classe. Clorurées bicarbonatées et stations. 80
4e Classe. Chlorurées sulfatées et stations. . 81
7e Leçon. Famille des bicarbonatées. 83
1re Classe. Bicarbonatées simples. 83
1re *Division*. Bicarbonatées sodiques. 83
Action physiologique et thérapeutique des eaux bicarbonatées sodiques. 85
Stations bicarbonatées sodiques. 90
2e *Division*. Bicarbonatées calciques. 93
Stations bicarbonatées calciques. 94
3e *Division*. Bicarbonatées mixtes et stations. 95
Eaux digestives ou de table. 96
2e Classe. Bicarbonatées chlorurées. 97
Stations bicarbonatées chlorurées. 98
3e Classe. Bicarbonatées sulfatées et stations. 100
4e Classe. Bicarbonatées sulfatées, chlorurées et stations. 101
8e Leçon. Famille des sulfatées. 103
Sulfatées sodiques et sulfatées magnésiques. 105
Sulfatées calciques et stations. 105
Sulfatées mixtes et stations. 108
9e Leçon. Famille des indéterminées. 108
1re Classe. Eaux thermales simples. 111
Stations thermales simples. I13
2e Classe. Eaux faiblement minéralisées et stations. 113
Eaux ferrugineuses et stations. 115

DEUXIÈME PARTIE.

THÉRAPEUTIQUE DES EAUX MINÉRALES.

10e Leçon. Indications des eaux minérales. . . . . . .
Pathogénie des maladies chroniques. . . . 119
11e Leçon. Traitement thermal de la scrofule. 135
Traitement thermal de la syphilis. 140

12e Leçon. Traitement thermal de la goutte. 143
Traitement thermal de la gravelle urique. . . 147
Traitement thermal du diabète. 151
13e Leçon. Traitement thermal du rhumatisme. 156
Traitement thermal du névrosisme. 162
14e Leçon. Traitement thermal de l'anémie et de la chlorose. 165
15e Leçon. Traitement thermal de l'herpétisme et des maladies de la peau. 168
16e Leçon. Traitement thermal du catarrhe bronchique. 175
Traitement thermal de la phthisie pulmonaire. 180
17e Leçon. Traitement thermal de la dyspepsie. 188
Traitement thermal de la gastralgie. 194
Traitement thermal de l'entéralgie. 196
18e Leçon. Traitement thermal des maladies du foie et des voies biliaires. 197
Traitement thermal de l'engorgement du foie. 198
Traitement thermal des calculs biliaires . . . 202
19e Leçon. Traitement thermal de la métrite chronique. 204
Traitement thermal des catarrhes de l'appareil urinaire. 212
20e Leçon. Traitement thermal des paralysies. 214
Traitement thermal des maladies chirurgicalcs. 220

TABLE DES EAUX MINÉRALES

(Bouches-du-Rhône) 112
(Savoie) 66
la-Chapelle (Allemagne) 80
(Aude) 94
vard (Isère) 66
élie (Pyrénées-Orientales) 63
abre (Aveyron) 83
inac (Ariège) 106
us (Ariège) 106
(Haute-Garonne) 60

en-Baden (Allemagne) 81
en (Suisse) 81
nères-de-Bignorre (Hautes-Pyrénées) 105
noles (Orne) 115
nols (Lozère) 66
is (Vosges) 108
iruc (Hérault) 77
botan (Gers) 118
èges (Hautes-Pyrénées) 62
che (la) (Savoie) 118
nes (Eaux-) (Basses-Pyrénées) 61
lou (le) (Pyrénées-Orientales) 83
irbon-l'Archambault (Allier) 77
irbon-Lancy (Saône-et-Loire) 78
irbonne (Haute-Marne) 77

Bourboule (la) (Puy-de-Dôme) . . . 8
Brides (Savoie) . . . 8
Bussang (Vosges) . . . 11

Cadéac (Hautes-Pyrénées) . . . 4
Cambo (Basses-Pyrénées) . . . 4
Campagne (Aude) . . . 11
Capvern (Haute-Pyrénées) . . . 10
Carlsbad (Bohême) . . . 10
Cauterets (Hautes-Pyrénées) . . . 6
Celles (Ardèche) . . . 9
Challes (Savoie) . . . 6
Charbonnière (Rhône) . . . 11
Chateauneuf (Puy-de-Dôme) . . . 8
Chateldon (Puy-de-Dôme) . . . 9
Chatelguyon (Puy-de-Dôme) . . . 9
Chaudesaigues (Cantal) . . . 11
Condillac (Drôme) . . . 9
Contrexéville (Vosges) . . . 10
Cransac (Ardèche) . . . 11

Dax (Landes) . . . 11

Eaux-Chaudes (Basses-Pyrénées) . . . 6
Ems (Allemagne) . . . 9
Encausse (Hautes-Pyrénées) . . . 10
Enghien (Seine-et-Oise) . . . 6
Euzet (Gard) . . . 6
Evaux (Creuse) . . . 11
Evian (Savoie) . . . 11

Foncaude (Hérault) . . . 9
Forges (Seine-Inférieure) . . . 11
Fumades (les) . . . 6

Gastein (Allemagne) . . . 11
Gréoulx (Basses-Alpes) . . . 7
Guagno (Corse) . . . 4
Guillon (Doubs) . . . 4
Hombourg (Allemagne) . . . 6
Heucheloup (Vosges) . . . 10

Jenzat (Puy-de-Dôme) . . . 10

Kreuznach (Allemagne) . . . 6

La Motte (Isère) . . . 7
Lavey (Suisse) . . . 8

oesche (Suisse). 107
uchon (Haute-Garonne). 59
uxeuil (Haute-Saône). 111

alou (la) (Hérault). 96
arienbad (Bohême). 102
arlioz (Savoie). 44
édague (Puy-de-Dôme). 95
er (bains de). 70
iers (Lot) 105
olitg (Pyrénées-Orientales). 64
ont-Dore (Puy-de-Dôme) 113
ontmirail (Vaucluse). 49
outiers (le) (Savoie). 78

auheim (Allemagne) 69
éris (Allier) 111

lette (Pyrénées-Orientales). 64
rezza (Corse). 118

feffers (Suisse). 112
ierrefonds (Oise). 66
lombières (Vosges). 111
ietrapola (Corse). 44
ougues (Nièvre) 95
reste (la) (Pyrénées-Orientales) 64
rovins (Seine-et-Marne). 117
uzzichello (Corse) 49

enaison (Loire). 95
ennes (Aude). 118
ouzat (Puy-de-Dôme). 95
oyat (Puy-de-Dôme). 98

alies (Haute-Garonne). 76
alins (Jura). 76
ail-les-Bains (Loire). 96
ail-sous-Couzan (Loire) 83
aint-Alban (Loire) 97
aint-Amand (Nord). 107
aint-Christau (Basses-Pyrénées). 115
aint-Galmier (Loire) 95
aint-Gervais (Savoie). 82
aint-Honoré (Nièvre). 66
aint-Laurent (Ardèche). 111

Saint-Maurice (Puy-de-Dôme) 100
Saint-Myon (Puy-de-Dôme) 95
Saint-Nectaire (Puy-de-Dôme) 81
Saint-Sauveur (Hautes-Pyrénées) 62
Schinznach (Suisse) 49
Schlangenbad (Allemagne) 112
Sermaize (Marne) 100
Spa (Belgique) 118
Swalbach 118
Sylvanès (Aveyron) 118

Tœplitz (Bohême-et-Hongrie) 112

Uriage (Isère) 70
Ussat (Ariège) 112

Vals (Ardèche) 92
Vernet (le) (Pyrénées-Orientales) 63
Vic-le-Comte (Voyez Saint-Maurice).
Vic-sur-Cère (Cantal) 98
Vichy (Allier) 90
Vittel (Vosges) 101

Weissembourg (Suisse) 107
Wildbad (Allemagne) 112

LIBRAIRIE FÉLIX ALCAN

BIBLIOTHÈQUE DU MÉDECIN PRATICIEN

PHYSIQUE, CHIMIE, HISTOIRE NATURELLE.

ɪOCQUILLON. — Manuel d'histoire naturelle médicale. 1 vol. grand in-18, avec 415 figures. 14 fr.

.E NOIR. — Histoire naturelle, avec 255 figures dans le texte. 5 fr.

ɪRÉHANT. — Manuel de physique médicale. 1 vol. gr. in-18, avec 469 figures dans le texte. 7 fr.

.E NOIR. — Physique élémentaire, avec 455 figures dans le texte. 6 fr.

ɪICHE. — Manuel de chimie médicale. 3e édit., 1880. 1 vol. in-18, avec 200 figures dans le texte. 8 fr.

GRIMAUX. — Chimie organique élémentaire. Leçons professées à la Faculté de médecine. 1 vol. in-18. 3e édition. 5 fr.

GRIMAUX. — Chimie inorganique élémentaire. 4e édit. 1 vol. in-18. 5 fr.

LE NOIR. — Chimie élémentaire. 1 vol. in-12, avec 69 fig. 3 fr. 50

PISANI. — Traité d'analyse chimique. 1 vol. in-18. 3 fr. 50

PISANI et DIRVEL. — La chimie du laboratoire. 1 vol. in-18. 4 fr.

ANATOMIE, HISTOLOGIE.

AMAIN. — Nouveau Traité élémentaire d'anatomie descriptive et de préparations anatomiques. 3e édit. 1 vol. gr. in-18, avec 223 figures dans le texte. 12 fr.

ɪERNARD (Claude). — Leçons sur les propriétés des tissus vivants, faites à la Sorbonne. 1 vol. in-8, avec 90 fig. dans le texte. 8 fr.

CORNIL et RANVIER. — Manuel d'histologie pathologique. 2 vol. gr. in 8. 2e édit., avec 577 fig. 30 fr. Tome II, 1re partie. 1 vol. in-8. 7 fr.

HOUEL. — Manuel d'anatomie pathologique générale et appliquée, contenant : la *description* et le *catalogue* du musée Dupuytren, 2e édit. 1 vol. gr. in-18. 7 fr.

PHYSIOLOGIE.

ɪÉRAUD et ROBIN. — Manuel de physiologie de l'homme et des principaux vertébrés, répondant à toutes les questions physiologiques du programme des examens de fin d'année. 2e édit. 2 vol. in-12. 12 fr.

.ONGET. — Traité de physiologie. 2e édit. 3 vol. gr. in-8. 36 fr.

VULPIAN. — Leçons sur la physiologie générale et comparée du système nerveux, faites au Muséum d'histoire naturelle. 1 fort volume in-8. 10 fr.

BURDON-SANDERSON, FOSTER et BRUNTON. Manuel du laboratoire de physiologie. 1 vol. in-8, avec figures. 14 fr.

MÉDECINE OPÉRATOIRE, PATHOLOGIE EXTERNE, ACCOUCHEMENTS.

MALGAIGNE et LE FORT. — MANUEL DE MÉDECINE OPÉRATOIRE. 8e édition, avec 744 fig. dans le texte. 2 vol. gr. in-18. 16 fr.

NÉLATON. — ÉLÉMENTS DE PATHOLOGIE CHIRURGICALE. 2e édition, revue par MM. les docteurs *Jamain*, *Péan*, *Desprès*, *Horteloup* et *Gillette*. 6 volumes gr. in-8, avec 795 figures. 82 fr.

MAUNOURY et SALMON. — MANUEL DE L'ART DES ACCOUCHEMENTS. 3e édit. 1 vol. gr. in-18, avec 115 fig. 7 fr.

JAMAIN et TERRIER. — MANUEL DE PETITE CHIRURGIE. 6e édit., refondue. 1 vol. gr. in-18, avec 455 fig. 9 fr.

JAMAIN et TERRIER. — MANUEL DE PATHOLOGIE ET DE CLINIQUE CHIRURGICALES. 3e édition :
Tome I, 1 vol. gr. in-18. 8 fr.
Tome II, 1 vol. in-18. 8 fr.
Tome III, 1re partie. 1 volume in-18. 4 fr.

BILLROTH. — TRAITÉ DE PATHOLOGIE CHIRURGICALE GÉNÉRALE, précédé d'une introduction par M. *Verneuil*. 1 fort vol. gr. in-18, avec 100 figures dans le texte. 14 fr.

VELPEAU et BERAUD. — MANUEL D'ANATOMIE CHIRURGICALE, GÉNÉRALE ET TOPOGRAPHIQUE. 3e édition. 1 vol. in-8. 7 fr.

PATHOLOGIE INTERNE, PATHOLOGIE GÉNÉRALE.

GINTRAC. — COURS THÉORIQUE ET PRATIQUE DE PATHOLOGIE INTERNE ET DE THÉRAPIE MÉDICALE. 9 vol. in-8. 63 fr.

NIEMEYER. — ÉLÉMENTS DE PATHOLOGIE INTERNE, traduits de l'allemand, annotés par M. *Cornil*. 3e édit. française. 2 vol. gr. in-8. 14 fr.

TARDIEU. — MANUEL DE PATHOLOGIE ET DE CLINIQUE MÉDICALES. 1 fort vol. in-18. 4e édit. 8 fr.

HYGIÈNE, MÉDECINE LÉGALE, THÉRAPEUTIQUE, MATIÈRE MÉDICALE, PHARMACOLOGIQ.

BINZ. — ABRÉGÉ DE MATIÈRE MÉDICALE ET DE THÉRAPEUTIQUE, traduit de l'allemand par MM. Alquier et Courbon. 1 vol. in-12 de 335 pages. 2 fr. 50

BOUCHARDAT. — MANUEL DE MATIÈRE MÉDICALE, DE THÉRAPEUTIQUE ET DE PHARMACIE. 5e édit. 2 vol. in-12. 16 fr.

CORNIL. — LEÇONS ÉLÉMENTAIRES D'HYGIÈNE PRIVÉE. 1 vol. in-18. 2 fr. 50

BOUCHARDAT. — TRAITÉ D'HYGIÈNE PUBLIQUE ET PRIVÉE BASÉE SUR L'ÉTIOLOGIE. 1 vol. gr. in 8. 2e édition. 18 fr.

TAYLOR. — TRAITÉ DE MÉDECINE LÉGALE, traduit de l'anglais par *H. Coutagne*. 1 vol. gr. in-8. 15 fr.

BOUCHARDAT. — NOUVEAU FORMULAIRE MAGISTRAL. 25e édition, revue, corrigée, d'après le *Codex*, augmentée de formules nouvelles et d'une note sur l'alimentation dans le diabète sucré, 1 volume in-18. 3 fr. 50

BOUCHUT et DESPRÉS. — DICTIONNAIRE DE MÉDECINE ET DE THÉRAPEUTIQUE MÉDICALE ET CHIRURGICALE, comprenant le résumé de la médecine et de la chirurgie, les indications thérapeutiques de chaque maladie, la médecine opératoire, les accouchements, l'oculistique, l'odontotechnie, les maladies d'oreilles, l'électrisation, la matière médicale, les eaux minérales, et un formulaire spécial pour chaque maladie. 4e édit., 1883. 1 vol. in-4, avec 918 figures dans le texte et 3 cartes. — Prix : broché. 25 fr. Cartonné, 27 fr. 50 — Relié. 29 fr.

DESCHAMPS. — MANUEL DE PHARMACIE ET ART DE FORMULER. 3 fr. 50.

Coulommiers. — Imp. P. Brodard et Gallois.

— AVRIL 1885 —

—

ANCIENNE LIBRAIRIE GERMER BAILLIÈRE ET Cie

FÉLIX ALCAN, ÉDITEUR

108, Boulevard Saint-Germain, 108, PARIS

EXTRAIT DU CATALOGUE

MÉDECINE — SCIENCES — HISTOIRE — PHILOSOPHIE

I. — MÉDECINE ET SCIENCES.

A. — Pathologie médicale.

AXENFELD ET HUCHARD. **Traité des névroses.** 2e édition, augmentée de 700 pages, par HENRI HUCHARD, médecin des hôpitaux. 1 fort vol. in-8. 20 fr.

BARTELS. **Les maladies des reins**, traduit de l'allemand par le docteur EDELMANN; avec préface et notes de M. le professeur LÉPINE. 1 vol. in-8, avec fig. 1884. 15 fr.

BIGOT. **Des périodes raisonnantes de l'aliénation mentale.** 1 vol. in-8. 10 fr.

BOTKIN. **Des maladies du cœur.** Leçons de clinique médicale faites à l'Université de Saint-Pétersbourg. 1 vol. in-8. 3 fr. 50

BOTKIN. **De la fièvre.** Leçons de clinique médicale faites à l'Université de Saint-Pétersbourg. 1 vol. in-8. 4 fr. 50

BOUCHARDAT. **De la glycosurie ou diabète sucré**, son traitement hygiénique, 1883, 2e édition. 1 vol. grand in-8, suivi de notes et documents sur la nature et le traitement de la goutte, la gravelle urique, sur l'oligurie, le diabète insipide avec excès d'urée, l'hippurie, la pimélorrhée, etc. 15 fr.

BOUCHUT. **Diagnostic des maladies du système nerveux par l'ophthalmoscopie.** 1 vol. in-8, avec atlas colorié. 9 fr.

BOUCHUT ET DESPRÉS. **Dictionnaire de médecine et de thérapeutique médicales et chirurgicales** comprenant le résumé de la médecine et de la chirurgie, les indications thérapeutiques de chaque maladie, la médecine opératoire, les accouchements, l'oculistique, l'odontotechnie, les maladies d'oreilles, l'électrisation, la matière médicale, les eaux minérales, et un formulaire spécial pour chaque maladie. 4e édition, 1883, très augmentée. 1 vol. in-4, avec 918 fig. dans le texte et 3 cartes. Br. 25 fr.; cart. 27 fr. 50; relié, 29 fr.

CORNIL ET BRAULT. **Études sur la pathologie du rein.** 1 vol. in-8, avec 16 planches lithographiées hors texte, 1884. 12 fr.

CORNIL ET BABES. **Les bactéries pathogènes.** Leur rôle dans l'anatomie et l'histologie pathologiques des maladies infectieuses. 1 fort vol. in-8, avec un grand nombre de figures dans le texte et 27 planches en noir et en couleur hors texte. 1885.

DAMASCHINO. **Leçons sur les maladies des voies digestives.** 1 vol. in-8, 1880. 14 fr.

DESPRÉS. **Traité théorique et pratique de la syphilis**, ou infection purulente syphilitique. 1 vol. in-8. 7 fr.

DURAND-FARDEL. **Traité pratique des maladies chroniques.** 2 vol. gr. in-8. 20 fr.

DURAND-FARDEL. **Traité des eaux minérales** de la France et de l'étranger, et de leur emploi dans les maladies chroniques, 4e édition, 1885. 1 vol. in-8. 10 fr.

DURAND-FARDEL. **Traité pratique des maladies des vieillards.** 2e édition, 1 fort gr. vol. in-8. 14 fr.

FERRIER. **De la localisation des maladies cérébrales.** Traduit de l'anglais par H.-C. DE VARIGNY, suivi d'un mémoire de MM. CHARCOT et PITRES sur les *Localisations motrices dans les hémisphères de l'écorce du cerveau.* 1 vol. in-8 et 67 fig. dans le texte. 6 fr.

GARNIER. **Dictionnaire annuel des progrès des sciences et institutions médicales**, suite et complément de tous les dictionnaires. 1 vol. in-12 de 500 pages. 20e année, 1884. 7 fr.

GINTRAC. **Traité théorique et pratique des maladies de l'appareil nerveux.** 4 vol. gr. in-8. 28 fr.

GOUBERT. **Manuel de l'art des autopsies cadavériques**, surtout dans ses applications à l'anat. pathol., accompagné d'une lettre de M. le prof. Bouillaud. In-18 de 520 pages, avec 145 figures. 6 fr.

HÉRARD ET CORNIL. **De la phthisie pulmonaire**, étude anatomo-pathologique et clinique. 1 vol. in-8, avec figures dans le texte et planches coloriées. 2e édition (*sous presse*).

KUNZE. **Manuel de médecine pratique**, traduit de l'allemand par M. KNOERI. 1883, 1 vol in-18. 4 fr. 50

LANCEREAUX. **Traité historique et pratique de la syphilis.** 2e édition. 1 vol. gr. in-8, avec fig. et planches color. 17 fr.

MARTINEAU. **Traité clinique des affections de l'utérus.** 1 fort vol. gr. in-8. 14 fr.

MAUDSLEY. **Le crime et la folie.** 1 vol. in-8. 5e édit. 6 fr.

MAUDSLEY. **La pathologie de l'esprit**, traduit de l'anglais par M. GERMONT. 1 vol. in-8. 10 fr.

MURCHISON. **De la fièvre typhoïde**, avec notes et introduction du docteur H. GUÉNAUD DE MUSSY. 1 vol. in-8, avec figures dans le texte et planches hors texte. 10 fr.

NIEMEYER. **Éléments de pathologie interne et de thérapeutique**, traduit de l'allemand, annoté par M. Cornil. 3e édit. franç., augmentée de notes nouvelles. 2 vol. gr. in-8. 14 fr.

ONIMUS ET LEGROS. **Traité d'électricité médicale.** 1 fort vol. in-8, avec figures dans le texte. 2e édition *(sous presse)*.

RILLIET ET BARTHEZ. **Traité clinique et pathologique des maladies des enfants.** 3e édit. refondue et augmentée, par BARTHEZ et A. SANNÉ. Tome I, 1 fort vol. gr. in-8. 1884. 16 fr.

TARDIEU. **Manuel de pathologie et de clinique médicales.** 4e édition, corrigée et augmentée. 1 vol. gr. in-18. 8 fr.

TAYLOR. **Traité de médecine légale**, traduit sur la 7e édition anglaise, par le Dr HENRI COUTAGNE. 1881. 1 vol. gr. in-8. 15 fr.

B. — Pathologie chirurgicale.

ANGER (Benjamin). **Traité iconographique des fractures et luxations**, précédé d'une introduction par M. le professeur Velpeau. 1 fort volume in-4, avec 100 planches hors texte, coloriées, contenant 254 figures, et 127 bois intercalés dans le texte. Relié. 150 fr.

BILLROTH. **Traité de pathologie chirurgicale générale**, traduit de l'allemand, précédé d'une introd. par M. le prof. VERNEUIL. 1880, 3e tirage. 1 fort vol. gr. in-8, avec 100 fig. dans le texte. 14 fr.

DE ARLT. **Des blessures de l'œil**, considérées au point de vue pratique et médico-légal. 1 vol. in-18. 3 fr. 50

GROSS. **Manuel du brancardier.** 1 vol. in-18, avec 92 figures. 3 fr. 50

HACHE. **Études cliniques sur les cystites.** 1 vol. in-8. 3 fr. 50

JAMAIN ET TERRIER. **Manuel de petite chirurgie.** 1880, 6e édit., refondue. 1 vol. gr. in-18 de 1000 pages, avec 450 fig. 9 fr.

JAMAIN ET TERRIER. **Manuel de pathologie et de clinique chirurgicales.** 3e édition. Tome I, 1 fort vol. in-18. 8 fr.
Tome II, 1 vol. in-18. 8 fr.
Tome III, 1er fascicule. 1 vol. in-18. 4 fr.

LE FORT. **La chirurgie militaire** et les Sociétés de secours en France et à l'étranger. 1 vol. gr. in-8, avec fig. 10 fr.

MAC CORMAC. **Manuel de chirurgie antiseptique**, traduit de l'anglais par M. le docteur Lutaud. 1 fort vol. in-8. 1881. 6 fr.

MALGAIGNE. **Manuel de médecine opératoire.** 8e édition, publiée par M. le professeur Léon Le Fort. 2 vol. grand in-18, avec 744 fig. dans le texte. 16 fr.

MAUNOURY et SALMON. **Manuel de l'art des accouchements**, à l'usage des élèves en médecine et des élèves sages-femmes. 3e édit. 1 vol. in-18, avec 115 grav. 7 fr.

NÉLATON. **Éléments de pathologie chirurgicale**, par M. A. Nélaton, membre de l'Institut, professeur de clinique à la Faculté de médecine, etc.
Seconde édition, complètement remaniée, revue par les Drs JAMAIN, PÉAN, DESPRÉS, GILLETTE et HORTELOUP. 6 forts vol. gr. in-8, avec 795 figures dans le texte. 82 fr.

PAGET (sir James). **Leçons de clinique chirurgicale**, traduites de l'anglais par le docteur L.-H. Petit, et précédées d'une introduction de M. le professeur Verneuil. 1 vol. grand in-8. 8 fr.

PHILLIPS. **Traité des maladies des voies urinaires.** 1 fort vol. in-8, avec 97 fig. intercalées dans le texte. 10 fr.

RICHARD. **Pratique journalière de la chirurgie.** 1 vol. gr. in-8, avec 215 fig. dans le texte. 2e édit., 1880, augmentée de chapitres inédits de l'auteur, et revue par le Dr J. CRAUK. 16 fr.

ROTTENSTEIN. **Traité d'anesthésie chirurgicale**, contenant la description et les applications de la méthode anesthésique de M. PAUL BERT. 1 vol. in-8, avec figures. 10 fr.

SCHWEIGGER. **Leçons d'ophthalmoscopie**, avec 3 planches lith. et des figures dans le texte In-8 de 144 pages. 3 fr. 50

SŒLBERG-WELLS. **Traité pratique des maladies des yeux.** 1 fort vol. gr. in-8, avec figures. Traduit de l'anglais. 15 fr.

TERRIER. **Éléments de pathologie chirurgicale générale** 1er fascicule : *Lésions traumatiques et leurs complications.* 1 vol. in-8. 7 fr.

VIRCHOW. **Pathologie des tumeurs**, cours professé à l'université de Berlin, traduit de l'allemand par le docteur Aronssohn.

Tome Ier, 1 vol. gr. in-8, avec 106 fig. 12 fr.
Tome II, 1 vol. gr. in-8, avec 74 fig. 12 fr.
Tome III, 1 vol. gr. in-8, avec 49 fig. 12 fr.
Tome IV (1 fascicule), 1 gr. in-8, avec figures. 4 fr. 50

YVERT. **Traité pratique et clinique des blessures du globe de l'œil**, avec introduction de M. le Dr GALEZOWSKI. 1 vol. gr. in-8. 12 fr.

C. — Thérapeutique. Pharmacie. Hygiène.

BINZ. **Abrégé de matière médicale et de thérapeutique**, traduit de l'allemand par MM. Alquier et Courbon. 1 vol. in-12 de 335 pages. 2 fr. 50

BOUCHARDAT. **Nouveau formulaire magistral**, précédé d'une Notice sur les hôpitaux de Paris, de généralités sur l'art de formuler, suivi d'un Précis sur les eaux minérales naturelles et artificielles, d'un Mémorial thérapeutique, de notions sur l'emploi des contre-poisons et sur les secours à donner aux empoisonnés et aux asphyxiés. 1884, 25e édition, revue, corrigée. 1 vol. in-18., broché, 3 fr. 50 ; cartonné 4 fr. ; relié, 4 fr. 50.

BOUCHARDAT ET VIGNARDOU. **Formulaire vétérinaire**, contenant le mode d'action, l'emploi et les doses des médicaments simples et composés prescrits aux animaux domestiques par les médecins vétérinaires français et étrangers, et suivi d'un Mémorial thérapeutique 4e édit. 1 vol. in-18. (*sous presse*).

BOUCHARDAT. **Manuel de matière médicale, de thérapeutique comparée et de pharmacie.** 5e édition. 2 vol. gr. in-18. 16 fr.

BOUCHARDAT. **Annuaire de thérapeutique, de matière médicale et de pharmacie pour 1885**, contenant le résumé des travaux thérapeutiques et toxicologiques publiés pendant l'année 1884 et suivi de deux mémoires sur le *choléra asiatique* et sur l'*atténuation des virus*. 1 vol. gr. in-32. 45e année. 1 fr. 50

BOUCHARDAT. **De la glycosurie ou diabète sucré**, son traitement hygiénique. 1883, 2e édition. 1 vol. grand in-8, suivi de notes et documents sur la nature et le traitement de la goutte, la gravelle urique, sur l'oligurie, le diabète insipide avec excès d'urée, l'hippurie, la pimélorrhée, etc. 15 fr.

BOUCHARDAT. **Traité d'hygiène publique et privée**, basée sur l'étiologie. 1 fort vol. gr. in-8. 2e édition, 1883. 18 fr.

CORNIL. **Leçons élémentaires d'hygiène privée**, rédigées d'après le programme du Ministère de l'instruction publique pour les établissements d'instruction secondaire. 1 vol. in-18, avec figures. 2 fr. 50

DESCHAMPS (d'Avallon). **Compendium de pharmacie pratique.** Guide du pharmacien établi et de l'élève en cours d'études, comprenant un traité abrégé des sciences naturelles, une pharmacologie raisonnée et complète, des notions thérapeutiques, et un guide pour les préparations chimiques et les eaux minérales; un abrégé de pharmacie vétérinaire; une histoire des substances médicamenteuses, etc.; précédé d'une introduction par M. le professeur Bouchardat. 1 vol. gr. in-8 de 1160 pages environ. 20 fr.

D. — Anatomie. Physiologie. Histologie.

ALAVOINE. **Tableaux du système nerveux.** Deux grands tableaux, avec figures. 5 fr.

BAIN (Al.). **Les sens et l'intelligence**, traduit de l'anglais par M. Cazelles. 1 fort vol. in-8. 10 fr.

BASTIAN (Charlton). **Le cerveau, organe de la pensée**, chez l'homme et chez les animaux. 2 vol. in-8, avec 184 figures dans le texte. 1882. 12 fr.

BÉRAUD (B.-J.). **Atlas complet d'anatomie chirurgicale topographique**, pouvant servir de complément à tous les ouvrages d'anatomie chirurgicale, composé de 109 planches représentant plus de 200 gravures dessinées d'après nature par M. Bion, et avec texte explicatif. 1 fort vol. in-4.

Prix : fig. noires, relié, 60 fr. — Fig. coloriées, relié, 120 fr. Toutes les pièces, disséquées dans l'amphithéâtre des hôpitaux, ont été reproduites d'après nature par M. Bion, et ensuite gravées sur acier par les meilleurs artistes.

Le même ouvrage, texte anglais, même prix.

BÉRAUD (B.-J.) et ROBIN. **Manuel de physiologie de l'homme et des principaux vertébrés.** 2 vol. gr. in-18. 2e édition, entièrement refondue. 12 fr.

BÉRAUD (B.-J.) ET VELPEAU. **Manuel d'anatomie chirurgicale générale et topographique.** 2e éd. 1 vol. in-8 de 622 pages. 7 fr.

BERNARD (Claude). **Leçons sur les propriétés des tissus vivants,** avec 94 fig. dans le texte. 1 vol. in-8. 8 fr.

BERNSTEIN. **Les sens.** 1 vol. in-8 de la *Bibliothèque scient. intern.*, avec fig. 3e édit. Cart. 6 fr.

BURDON-SANDERSON, FOSTER ET BRUNTON. **Manuel du laboratoire de physiologie,** traduit de l'anglais par M. MOQUIN-TANDON. 1 vol. in-8, avec 184 figures dans le texte. 1883. 14 fr.

CORNIL ET RANVIER. **Manuel d'histologie pathologique.** 2e édition. 2 vol. in-8 avec figures dans le texte. 30 fr.

FAU. **Anatomie des formes du corps humain,** à l'usage des peintres et des sculpteurs. 1 atlas in-folio de 25 planches. Prix : fig. noires, 15 fr. — Fig. coloriées. 30 fr.

FERRIER. **Les fonctions du cerveau.** 1 vol. in-8, traduit de l'anglais par M. H.-C. de Varigny, avec 68 figures dans le texte. 10 fr.

JAMAIN. **Nouveau traité élémentaire d'anatomie descriptive et de préparations anatomiques.** 3e édition. 1 vol. grand in-18 de 900 pages, avec 223 fig. intercalées dans le texte. 12 fr. — Avec figures coloriées. 40 fr.

LEYDIG. **Traité d'histologie comparée de l'homme et des animaux,** traduit de l'allemand par le docteur Lahillonne. 1 fort vol. in-8, avec 200 figures dans le texte. 15 fr.

LONGET. **Traité de physiologie.** 3e édition, 3 vol. gr. in-8, avec figures. 36 fr.

MAREY. **Du mouvement dans les fonctions de la vie.** 1 vol. in-8, avec 200 figures dans le texte. 10 fr.

RICHET (Charles). **Physiologie des muscles et des nerfs.** 1 fort vol. in-8. 1882. 15 fr.

SCHIFF. **Leçons sur la physiologie de la digestion,** faites au Muséum d'histoire naturelle de Florence. 2 vol. gr. in-8. 20 fr.

SULLY (James). **Les illusions des sens et de l'esprit.** 1 vol. in-8, avec figures. 6 fr.

VULPIAN. **Leçons de physiologie générale et comparée du système nerveux,** faites au Muséum d'histoire naturelle, recueillies et rédigées par M. Ernest BRÉMOND. 1 vol. in-8. 10 fr.

VULPIAN. **Leçons sur l'appareil vaso-moteur** (physiologie et pathologie), recueillies par le Dr H. CARVILLE. 2 vol. in-8. 18 fr.

E. — Physique. Chimie. Histoire naturelle.

AGASSIZ. **De l'espèce et des classifications en zoologie.** 1 vol. in-8. 5 fr.

BERTHELOT. **La synthèse chimique.** 1 vol. in-8 de la *Bibliothèque scientifique internationale*. 4e édit. Cart. 6 fr.

BLANCHARD. **Les métamorphoses, les mœurs et les instincts des insectes**, par M. Emile Blanchard, de l'Institut, professeur au Muséum d'histoire naturelle. 1 magnifique vol. in-8 jésus, avec 160 fig. dans le texte et 40 grandes planches hors texte. 2e édit. Prix : broché, 25 fr. relié. 30 fr.

BOCQUILLON. **Manuel d'histoire naturelle médicale.** 1 vol. in-18 avec 415 fig. dans le texte. 14 fr.

COOKE ET BERKELEY. **Les champignons**, avec 110 figures dans le texte. 1 vol. in-8 de la *Bibliothèque s cientifique internationale*. Cart. 3e édition. 6 fr.

DARWIN. **Les récifs de corail**, leur structure et leur distribution. 1 vol. in-8, avec 3 planches hors texte, traduit de l'anglais par M. Cosserat. 8 fr.

EVANS (John). **Les âges de la pierre.** 1 beau vol. gr. in-8, avec 467 figures dans le texte. 15 fr.

EVANS (John). **L'âge du bronze.** 1 fort vol. in-8, avec 540 figures dans le texte. 15 fr.

GRÉHANT. **Manuel de physique médicale.** 1 vol. in-18, avec 469 figures dans le texte. 7 fr.

GRÉHANT. **Tableau d'analyse chimique** conduisant à la détermination de la base et de l'acide d'un sel inorganique isolé avec les couleurs carastéristiques des précipités. In-4, cart. 3 fr. 50

GRIMAUX. **Chimie organique élémentaire.** 1881, 3e édit. 1 vol. in-18, avec figures. 5 fr.

GRIMAUX. **Chimie inorganique élémentaire.** 4e édit., 1885, 1 vol. in-18, avec figures. 5 fr.

HERBERT SPENCER. **Principes de biologie**, traduit de l'anglais par M. C. CAZELLES. 2 vol. in-8. 20 fr.

HUXLEY. **La physiographie**, introduction à l'étude de la nature. 1 vol. in-8 avec 128 figures dans le texte et 2 planches hors texte. 1882. 8 fr.

LUBBOCK. **Origines de la civilisation**, état primitif de l'homme et mœurs des sauvages modernes, traduit de l'anglais. 3e édition. 1 vol. in-8, avec fig. Broché, 15 fr. — Relié. 18 fr.

PISANI (F.). **Traité pratique d'analyse chimique qualitative et quantitative**, à l'usage des laboratoires de chimie. 1 vol. in-12. 1880. 3 fr. 50

PISANI ET DIRVELL. **La chimie du laboratoire.** 1 vol. in-8. 1882. 4 fr.

PREYER. **Éléments de physiologie générale.** Traduit de l'allemand par J. SOURY. 1 vol. in-8. 1884. 5 fr.

QUATREFAGES (DE). **Charles Darwin et ses précurseurs français.** Étude sur le transformisme. 1 vol. in-8. 5 fr.

RICHE. **Manuel de chimie médicale.** 1880. 1 vol. in-18 avec 200 fig. dans le texte. 3e édition. 8 fr.

BIBLIOTHÈQUE DE L'ÉTUDIANT EN MÉDECINE

COLLECTION D'OUVRAGES POUR LA PRÉPARATION AUX EXAMENS DU DOCTORAT, DU GRADE D'OFFICIER DE SANTÉ ET AU CONCOURS DE L'EXTERNAT ET DE L'INTERNAT

1er EXAMEN

(Physique, chimie, histoire naturelle.)

BOCQUILLON. — MANUEL D'HISTOIRE NATURELLE MÉDICALE. 1 vol. grand in-18, avec 415 figures. 14 fr.

LE NOIR. — HISTOIRE NATURELLE, avec 255 figures dans le texte. 5 fr.

GRÉHANT. — MANUEL DE PHYSIQUE MÉDICALE. 1 vol. gr. in-18, avec 469 figures dans le texte. 7 fr.

LE NOIR. — PHYSIQUE ÉLÉMENTAIRE, avec 455 figures dans le texte. 6 fr.

RICHE. — MANUEL DE CHIMIE MÉDICALE. 3e édit. 1880. 1 vol. in-18, avec 200 figures dans le texte. 8 fr.

GRIMAUX. — CHIMIE ORGANIQUE ÉLÉMENTAIRE. Leçons professées à la Faculté de médecine. 1 vol. in-18. 3e édition. 5 fr.

GRIMAUX. — CHIMIE INORGANIQUE ÉLÉMENTAIRE. 4e édit. 1 vol. in-18. 5 fr.

LE NOIR. — CHIMIE ÉLÉMENTAIRE. 1 vol. in-12, avec 69 fig. 3 fr. 50

PISANI. — TRAITÉ D'ANALYSE CHIMIQUE. 1 vol. in-18. 3 fr. 50

PISANI et DIRVEL. — LA CHIMIE DU LABORATOIRE. 1 vol. in-18. 4 fr.

2e EXAMEN

1re PARTIE (*anatomie, histologie*).

JAMAIN. — NOUVEAU TRAITÉ ÉLÉMENTAIRE D'ANATOMIE DESCRIPTIVE ET DE PRÉPARATIONS ANATOMIQUES. 3e édit. 1 vol. gr. in-18, avec 223 figures dans le texte. 12 fr.

BERNARD (Claude). — LEÇONS SUR LES PROPRIÉTÉS DES TISSUS VIVANTS, faites à la Sorbonne. 1 vol. in-8, avec 90 fig. dans le texte. 8 fr.

CORNIL et RANVIER. — MANUEL D'HISTOLOGIE PATHOLOGIQUE. 2 vol. gr. in 8. 2e édition. 30 fr.

HOUEL. — MANUEL D'ANATOMIE PATHOLOGIQUE GÉNÉRALE ET APPLIQUÉE, contenant : la *description* et le *catalogue* du musée Dupuytren. 2e édit. 1 vol gr. in-18. 7 fr.

2e PARTIE (*physiologie*).

BÉRAUD et ROBIN. — MANUEL DE PHYSIOLOGIE de l'homme et des principaux vertébrés, répondant à toutes les questions physiologiques du programme des examens de fin d'année. 2e édit. 2 vol. in-12. 12 fr.

LONGET. — TRAITÉ DE PHYSIOLOGIE. 2e édit. 3 vol. gr. in-8. 36 fr.

VULPIAN. — LEÇONS SUR LA PHYSIOLOGIE GÉNÉRALE ET COMPARÉE DU SYSTÈME NERVEUX, faites au Muséum d'histoire naturelle. 1 fort volume in-8. 10 fr.

BURDON-SANDERSON, FOSTER et BRUNTON. MANUEL DU LABORATOIRE DE PHYSIOLOGIE. 1 vol. in-8, avec figures. 14 fr.

3e EXAMEN

1re PARTIE (*médecine opératoire, pathologie externe, accouchements*).

MALGAIGNE et LE FORT. — MANUEL DE MÉDECINE OPÉRATOIRE. 8e édition, avec 744 fig. dans le texte. 2 vol. gr. in-18. 16 fr.

NÉLATON. — ÉLÉMENTS DE PATHOLOGIE CHIRURGICALE. 2e édition, revue par MM. les docteurs *Jamain*, *Péan*, *Després*, *Horteloup* et *Gillette*. 6 volumes gr. in-8. avec 795 figures dans le texte. 82 fr.

MAUNOURY et SALMON. — MANUEL DE L'ART DES ACCOUCHEMENTS. 3e édit. 1 vol. gr. in-18, avec 115 fig. 7 fr.

JAMAIN et TERRIER. — MANUEL DE PETITE CHIRURGIE. 6e édit., refondue. 1 vol. gr. in-18, avec 455 fig. 9 fr.

JAMAIN et TERRIER. — MANUEL DE PATHOLOGIE ET DE CLINIQUE CHIRURGICALES. 3e édition :
Tome I. 1 vol. gr. in-18. 8 fr.
Tome II. 1 vol. in-18. 8 fr.
Tome III, 1re partie. 1 volume in-18. 4 fr.

BILLROTH. — TRAITÉ DE PATHOLOGIE CHIRURGICALE GÉNÉRALE, précédé d'une introduction par M. *Verneuil*. 1 fort vol. gr. in-18, avec 100 figures dans le texte. 14 fr.

VELPEAU et BERAUD. — MANUEL D'ANATOMIE CHIRURGICALE, GÉNÉRALE ET TOPOGRAPHIQUE. 3e édition, 1 vol. in-8. 7 fr.

2e PARTIE (*pathologie interne, pathologie générale*).

GINTRAC. — COURS THÉORIQUE ET PRATIQUE DE PATHOLOGIE INTERNE ET DE THÉRAPIE MÉDICALE. 9 vol. in-8. 63 fr.

NIEMEYER. — ÉLÉMENTS DE PATHOLOGIE INTERNE, traduits de l'allemand, annotés par M. *Cornil*. 3e édit. française. 2 vol. gr. in-8. 14 fr.

TARDIEU. — MANUEL DE PATHOLOGIE ET DE CLINIQUE MÉDICALES. 1 fort vol. in-18. 4e édit. 8 fr.

4e EXAMEN

(*Hygiène, médecine légale, thérapeutique, matière médicale, pharmacologie.*)

BINZ. — ABRÉGÉ DE MATIÈRE MÉDICALE ET DE THÉRAPEUTIQUE, traduit de l'allemand par MM. Alquier et Courbon. 1 vol. in-12 de 335 pages. 2 fr. 50

BOUCHARDAT. — MANUEL DE MATIÈRE MÉDICALE, DE THÉRAPEUTIQUE ET DE PHARMACIE. 5e édit. 2 vol. in-12. 16 fr.

CORNIL. — LEÇONS ÉLÉMENTAIRES D'HYGIÈNE PRIVÉE. 1 vol. in-18. 2 fr. 50

BOUCHARDAT. — TRAITÉ D'HYGIÈNE PUBLIQUE ET PRIVÉE BASÉE SUR L'ÉTIOLOGIE. 1 vol. gr. in 8. 2e édition. 18 fr.

TAYLOR. — TRAITÉ DE MÉDECINE LÉGALE, traduit de l'anglais par *H. Coutagne*. 1 vol. gr. in-8. 15 fr.

BOUCHARDAT. — NOUVEAU FORMULAIRE MAGISTRAL. 25e édition, corrigée, collationnée avec le nouveau *Codex*, revue et augmentée de formules nouvelles et d'une note sur l'alimentation dans le diabète sucré, 1 volume in-18. 3 fr. 50

Cartonné 4 fr. — Relié 4 fr. 50.

DESCHAMPS. — MANUEL DE PHARMACIE ET ART DE FORMULER. 3 fr. 50.

5e EXAMEN

1re PARTIE (*cliniques externe, obstétricale, etc.*).

JAMAIN et TERRIER. — MANUEL DE PATHOLOGIE ET DE CLINIQUE CHIRURGICALES. 3e édition. 2 vol. et 1er fascic. du t. III. 20 fr.

BOUCHUT et DESPRÉS. — DICTIONNAIRE DE MÉDECINE ET DE THÉRAPEUTIQUE MÉDICALE ET CHIRURGICALE, comprenant le résumé de la médecine et de la chirurgie, les indications thérapeutiques de chaque maladie, la médecine opératoire, les accouchements, l'oculistique, l'odontotechnie, les maladies d'oreilles, l'électrisation, la matière médicale, les eaux minérales, et un formulaire spécial pour chaque maladie 4ᵉ édit., 1883. 1 vol. in-4, avec 918 figures dans le texte et 3 cartes. 25 fr.

MAUNOURY et SALMON. — MANUEL DE L'ART DES ACCOUCHEMENTS à l'usage des élèves en médecine et des élèves sages-femmes. 3ᵉ édit., avec 415 figures dans le texte. 7 fr.

2ᵉ PARTIE (*clinique interne, anatomie pathologique*).

GINTRAC (E.). — COURS THÉORIQUE ET CLINIQUE DE PATHOLOGIE INTERNE ET DE THÉRAPIE MÉDICALE. Tomes I à IX, 9 vol. gr. in-8. 63 fr.

Les tomes IV et V se vendent séparément. 14 fr.

Les tomes VI et VII (*Maladies du système nerveux*) se vendent séparément. 14 fr.

Les tomes VIII et IX (*Maladies du système nerveux*) se vendent séparément. 14 fr.

CORNIL et RANVIER. — MANUEL D'HISTOLOGIE PATHOLOGIQUE. 2 vol. gr. in-8, avec de nombreuses figures dans le texte. 2ᵉ édition. 30 fr.

GOUBERT. — MANUEL DE L'ART DES AUTOPSIES CADAVÉRIQUES, surtout dans ses applications à l'anatomie pathologique, précédé d'une lettre de M. le professeur *Bouillaud*. 1 vol. in-8 de 500 pages, avec 145 gravures dans le texte. 6 fr.

BERTON. — **Guide et Questionnaire de tous les examens de médecine,** avec les réponses des examinateurs eux-mêmes aux questions les plus difficiles ; suivi des programmes des conférences pour l'*internat* et l'*externat*, avec de grands tableaux synoptiques inédits d'anatomie et de pathologie. 1 vol. in-18. 2ᵉ édit. 3 fr. 50

III. — BIBLIOTHÈQUE SCIENTIFIQUE INTERNATIONALE

PUBLIÉ SOUS LA DIRECTION DE **M. ÉM. ALGLAVE**

Volumes in-8, reliés en toile anglaise. — Prix : 6 fr.

Les mêmes, en demi-reliure d'amateur. 10 fr.

53 VOLUMES PARUS

1. J. TYNDALL. **Les glaciers et les transformat. de l'eau,** 4ᵉ éd.
2. W. BAGEHOT. **Lois scientifiques du développement des nations,** 4ᵉ édition.
3. J. MAREY. **La machine animale,** locomotion terrestre et aérienne, 2ᵉ édition, illustré.
4. A. BAIN. **L'esprit et le corps considérées au point de vue de leurs relations,** 4ᵉ édition.
5. PETTIGREW. **La locomotion chez les animaux,** illustré.
6. HERBER SPENCER. **Introd. à la science sociale,** 6ᵉ édit.
7. OSCAR SCHMIDT. **Descendance et darwinisme,** 3ᵉ édition.
8. H. MAUDSLEY. **Le crime et la folie,** 4ᵉ édition.
9. VAN BENEDEN. **Les commensaux et les parasites dans le règne animal,** 2ᵉ édition, illustré.

10. BALFOUR STEWART. La conservation de l'énergie, suivie d'une étude sur LA NATURE DE LA FORCE, par *P. de Saint-Robert*, 3e édition, illustré.
11. DRAPER. Les conflits de la science et de la religion, 7e éd.
12. Léon DUMONT. Théorie scientifique de la sensibilité, 3e éd.
13. SCHUTZENBERGER. Les fermentations, 4e édition, illustré.
14. WHITNEY. La vie du langage, 3e édition.
15. COOKE et BERKELEY. Les champignons, 3e éd., illustré.
16. BERNSTEIN. Les sens, 3e édition, illustré.
17. BERTHELOT. La synthèse chimique, 4e édition.
18. VOGEL. La photographie et la chimie de la lumière, 3e éd.
19. LUYS. Le cerveau et ses fonctions, 4e édition. illustré.
20. W. STANLEY JEVONS. La monnaie et le mécanisme de l'échange, 3e édition.
21. FUCHS. Les volcans et les tremblements de terre, 4e éd.
22. GÉNÉRAL BRIALMONT. La défense des États et les camps retranchés, 3e édition avec fig. et 2 pl. hors texte.
23. A. DE QUATREFAGES. L'espèce humaine, 7e édition.
24. BLASERNA et HELMHOLTZ. Le son et la musique, 2e éd.
25. ROSENTHAL. Les muscles et les nerfs, 3e édition, illustré.
26. BRUCKE et HELMHOLTZ. Principes scientifiques des beaux-arts, 3e édition, illustré.
27. WURTZ. La théorie atomique, 3e édition, illustré.
28, 29. WURTZ. Les étoiles. 2e édition, illustré.
30. N. JOLY. L'homme avant les métaux, 3e édit., illustré.
31. A. BAIN. La science de l'éducation, 4e édition.
32, 33. THURSTON et HIRSCH. Hist. de la machine à vapeur. 2e éd.
34. R. HARTMANN. Les peuples de l'Afrique, 2e édit., illustré.
35. HERBERT SPENCER. Les bases de la morale évolutionniste, 3e édition.
36. Th.-H. HUXLEY. L'écrevisse, introduction à l'étude de la zoologie, illustré.
37. DE ROBERTY. La sociologie.
38. O.-N. ROOD. Théorie scientifique des couleurs et leurs applications à l'art et à l'industrie, avec fig. et pl. hors texte.
39. DE SAPORTA et MARION. L'évolution du règne végétal (les cryptogames), illustré.
40, 41. CHARLTON-BASTIAN. Le système nerveux et la pensée. 2 vol. illustrés.
42. JAMES SULLY. Les illusions des sens et de l'esprit, illustré.
43. A. DE CANDOLLE. Origine des plantes cultivées, 2e édit.
44. YOUNG. Le Soleil, illustré.
45, 46. J. LUBBOCK. Les Fourmis, les Abeilles et les Guêpes.
47. Ed. PERRIER. La philos. zoologique avant Darwin, 2e éd.
48. STALLO. La matière et la physique moderne.
49. MANTEGAZZA. La physion. et l'expression des sentiments.
50. DE MEYER. Les organes de la parole, illustré.
51. DE LANESSAN. Introduction à la botanique. *Le sapin.*
52, 53. SAPORTA et MARION. L'évolution du règne végétal. *Les phanérogames.* 2 volumes illustrés.

IV. — BIBLIOTHÈQUE D'HISTOIRE CONTEMPORAINE.

Volumes in-18 à 3 fr. 50. — Volumes in-8 à 5 et 7 francs. Cartonnage toile, 50 c. en plus par vol. in-18, 1 fr. par vol. in-8.

EUROPE

Histoire de l'Europe pendant la Révolution française, par *H. de Sybel*. Traduit de l'allemand par Mlle Dosquet. 4 vol. in-8 . . 28 fr

FRANCE

Histoire de la Révolution française, par *Carlyle*. 3 vol. in-18. 10 50
La Révolution française, par *H. Carnot*. 1 vol. in-12. Nouv. édit.. 3 50
Histoire de la Restauration, par *de Rochau*. 1 vol. in-18. . . . 3 50
Histoire de dix ans, par *Louis Blanc*. 5 vol. in-8. . . . . 25 »
Histoire de huit ans (1840-1848), par *Elias Regnault*. 3 vol. in-8. 15 »
Histoire du second empire (1848-1870), par *Taxile Delord*. 6 volumes in-8 . . . . 42 fr.
La Guerre de 1870-1871, par *Boert*. 1 vol. in-18. . . . . 3 50
La France politique et sociale, par *Aug. Laugel*. 1 volume in-8. 5 fr.
Histoire des colonies françaises, par *P. Gaffarel*. 1 vol. in-8. 3e éd. . . . . 5 fr.
L'Algérie, par *M. Wahl*. 1 vol. in-8 . . . . 5 fr.

ANGLETERRE

Histoire gouvernementale de l'Angleterre, depuis 1770 jusqu'a 1830, par sir *G. Cornewal Lewis*, 1 vol. in-8, traduit de l'anglais . . . 7 fr.
Histoire contemporaine de l'Angleterre, depuis la mort de la reine Anne jusqu'à nos jours, par *H. Reynald*. 1 vol. in-18. 2e éd. . 3 50
Les quatre George, par *Thackeray*. 1 vol. in-18 . . . . 3 50
Lombart-Street, le marché financier en Angleterre, par *W. Bagehot*. 1 vol. in-18.. . . . . 3 50
Lord Palmerston et lord Russel, par *Aug. Laugel*. 1 vol. in-18. 3 50
Questions constitutionnelles (1873-1878), par *E.-W. Gladstone*, précédées d'une introduction par *Albert Gigot*. 1 vol. in-8. . . . . 5 fr.

ALLEMAGNE

La Prusse contemporaine, par *K. Hillebrand*. 1 vol. in-18 . . . 3 50
Histoire de la Prusse, depuis la mort de Frédéric II jusqu'à la bataille de Sadowa, par *Eug. Véron*. 1 vol. in-18. 3e éd. 3 50
Histoire de l'Allemagne, depuis la bataille de Sadowa jusqu'à nos jours, par *Eug. Véron*. 1 vol. in-18, 2e éd. 3 50
L'Allemagne contemporaine, par *Ed. Bourloton*. 1 vol. in-18.. . 3 50

AUTRICHE-HONGRIE

Histoire de l'Autriche, depuis la mort de Marie-Thérèse jusqu'à nos jours, par *L. Asseline*. 1 vol. in-18. 2e éd. 3 50
Histoire des Hongrois, et de leur littérature politique, de 1790 à 1815, par *Ed. Sayous*. 1 vol. in-18. . . . . 3 50

ESPAGNE

Histoire de l'Espagne, depuis la mort de Charles III jusqu'à nos jours, par *H. Reynald*. 1 vol. in-18 . . . . 3 50

RUSSIE

LA RUSSIE CONTEMPORAINE, par *Herbert Barry*. 1 vol. in-18. . . . 3 50
HISTOIRE CONTEMPORAINE DE LA RUSSIE, par *M. Créhange*. 1 vol. in-18 . . . . 3 50

SUISSE

LA SUISSE CONTEMPORAINE, par *H. Dixon*. 1 vol. in-18. . . . . . 3 50
HISTOIRE DU PEUPLE SUISSE, par *Daendliker*, précédée d'une Introduction de M. *Jules Favre*. 1 vol. in-18. . . . . 5 fr.

AMÉRIQUE

HISTOIRE DE L'AMÉRIQUE DU SUD, par *Alf. Deberle*. 1 vol. in-18. 2e éd. 3 50
LES ETATS-UNIS PENDANT LA GUERRE, par *Aug. Laugel*. 1 vol. in-18. 3 50

Jules Barni. HISTOIRE DES IDÉES MORALES ET POLITIQUES EN FRANCE AU XVIIIe SIÈCLE. 2 vol. in-18, chaque volume 3 50
— NAPOLÉON Ier ET SON HISTORIEN M. THIERS. 1 vol. in-18. . . . 3 50
— LES MORALISTES FRANÇAIS AU XVIIIe SIÈCLE. 1 vol. in-18. . . . 3 50
Émile Beaussire. LA GUERRE ÉTRANGÈRE ET LA GUERRE CIVILE. 1 vol. in-18. . . . . 3 50
J. Clamageran. LA FRANCE RÉPUBLICAINE. 1 volume in-18. . 3 50
E. de Laveleye. LE SOCIALISME CONTEMPORAIN. 1 vol. in-18. 3e éd. 3 50
E. Despois. LE VANDALISME RÉVOLUTIONNAIRE. 1 vol. in-18. 2e éd. 3 50
M. Pellet. VARIÉTÉS RÉVOLUTIONNAIRES. 1 vol. in-18 . . . . . 3 50

V. — BIBLIOTHÈQUE DE PHILOSOPHIE CONTEMPORAINE

Volumes in-18. Br., 2 fr. 50; cart. à l'angl., 3 fr.; reliés, 4 fr.

H. Taine.

Le Positivisme anglais, étude sur Stuart Mill. 2e édition.
L'Idéalisme anglais, étude sur Carlyle.
Philosophie de l'art dans les Pays-Bas. 2e édition.
Philosophie de l'art en Grèce. 2e édition.

Paul Janet.

Le Matérialisme contemp. 4e édit.
La Crise philosophique. Taine, Renan, Vacherot, Littré.
Philosophie de la Révolution française.
Le Saint-Simonisme.
Dieu, l'homme et la béatitude. (*Œuvre inédite de Spinoza.*)
Origines du socialisme contemporain.

Odysse Barrot.

Philosophie de l'histoire.

Alaux.

Philosophie de M. Cousin.

Ad. Franck.

Philosophie du droit pénal. 2e éd.
Philosophie du droit ecclésiastique.
La philosophie mystique en France au XVIIIe siècle.

Beaussire.

Antécédent de l'hégélianisme dans la philosophie française.

Bost.

Le Protestantisme libéral.

Ed. Auber.

Philosophie de la médecine.

Leblais.

Matérialisme et spiritualisme.

Charles de Rémusat.

Philosophie religieuse.

Charles Lévêque.

Le Spiritualisme dans l'art.
La Science de l'invisible.

Émile Saisset.

L'âme et la vie, suivi d'une étude sur l'Esthétique française.
Critique et histoire de la philosophie (frag. et disc.).

Auguste Laugel.

La Voix, l'Oreille et la Musique.
L'Optique et les Arts.
Les problèmes de la nature.
Les problèmes de la vie.
Les problèmes de l'âme.

Challemel-Lacour.

La philosophie individualiste.

Albert Lemoine.

Le Vitalisme et l'Animisme.
De la Physionomie et de la Parole.
L'Habitude et l'Instinct.

Milsand.

L'Esthétique anglaise.

A. Véra.

Philosophie hégélienne.

Ad. Garnier.

De la morale dans l'antiquité.

Schœbel.

Philosophie de la raison pure.

Tissandier.

Des Sciences occultes et du Spiritisme.

Ath. Coquerel fils.

Premières transformations historiques du christianisme.
La Conscience et la Foi.
Histoire du Credo.

Jules Levallois.

Déisme et Christianisme.

Camille Selden.

La Musique en Allemagne.

Fontanès.

Le Christianisme moderne.

Stuart Mill.

Auguste Comte et la philosophie positive. 3e édition.
L'Utilitarisme.

Mariano.

La Philosophie contemp. en Italie.

Saigey.

La Physique moderne. 2e tirage.

E. Faivre.

De la variabilité des espèces.

Ernest Bersot.

Libre philosophie.

Albert Réville.

Histoire du dogme de la divinité de Jésus-Christ.

W. de Fonvielle.

L'astronomie moderne.

C. Coignet.

La morale indépendante.

Et. Vacherot.

La Science et la Conscience.

E. Boutmy.

Philosophie de l'architecture en Grèce.

Herbert Spencer.

Classification des sciences. 2e édit.
L'individu contre l'Etat.

Gauckler.

Le Beau et son histoire.

Max Müller.

La science de la religion.

Bertauld.

L'ordre social et l'ordre moral.
De la philosophie sociale.

Th. Ribot.

Les maladies de la mémoire, 3e édit.
Les maladies de la volonté. 3e édit.
Les maladies de la personnalité.

Bentham et Grote.

La religion naturelle.

Hartmann.

La Religion de l'avenir. 2e édition.
Le Darwinisme. 3e édition.

H. Lotze.

Psychologie physiologique.

Schopenhauer.

Le libre arbitre. 2e édition.
Le fondement de la morale. 2e édit.
Pensées et fragments. 5e édition.

Liard.

Les Logiciens anglais contemporains. 2e édit.

Marion.

J. Locke, sa vie, son œuvre.

O. Schmidt.

Les sciences naturelles et la philosophie de l'Inconscient.

Hæckel.

Les preuves du transformisme.
Psychologie cellulaire.

Pi y Margall.

Les nationalités.

Barthélemy-Saint-Hilaire.

De la métaphysique.

A. Espinas.

Philosophie expérim. en Italie.

P. Siciliani.

Psychogénie moderne.

Leopardi.

Opuscules et Pensées.

A. Lévy.

Morceaux choisis des philosophes allemands.

Roisel.

De la substance.

Zeller.

Christian Baur et l'école de Tubingue.

Stricker.

Du langage et de la musique.

Volumes in-8. Br. à 5, 7 50 et 10 fr.; cart. angl., 1 fr. de plus par vol.; rel., 2 fr.

AGASSIZ

De l'espèce et des classifications. 1 vol. in-8. 5 fr.

STUART MILL

La philosophie de Hamilton. 1 fort vol. in-8. 10 fr.
Mes mémoires. 1 vol. in-8. 5 fr.
Système de logique déductive et inductive. 2 vol. in-8. 20 fr.
Essais sur la Religion. 1 vol. in-8, 2e édit. 5 fr.

DE QUATREFAGES

Ch. Darwin et ses précurseurs français. 1 vol. in-8. 5 fr.

HERBERT SPENCER

Les premiers principes. 1 fort vol. in-8. 10 fr.
Principes de psychologie, 2 vol. in-8. 20 fr.
Principes de biologie. 2 vol. in-8. 20 fr.
Principes de sociologie. 3 vol. in-8. 32 fr. 50
Essais sur le progrès. 1 vol. in-8. 7 fr. 50
Essais de politique. 1 vol. in-8, 2e édit. 7 fr. 50
Essais scientifiques. 1 vol. in-8 7 fr. 50
De l'éducation physique, intellectuelle et morale. 1 volume in-8, 5e édition. 5 fr.
Introduction à la science sociale. 1 vol. in-8, 6e édit. 6 fr.
Les bases de la morale évolutionniste. 1 vol. in-8, 3e éd. 6 fr.
Classification des sciences. 1 vol. in-18, 2e édition. 2 fr. 50
L'individu contre l'État. 1 vol. in-18. 2 fr. 50

AUGUSTE LAUGEL

Les problèmes (les problèmes de la nature, problèmes de la vie, problèmes de l'âme). 1 fort vol. in-8. 7 fr. 50

ÉMILE SAIGEY

Les sciences au XVIIIe siècle. La physique de Voltaire. 1 vol. in-8. 5 fr.

PAUL JANET

Les causes finales. 1 vol. in-8, 2e édition. 10 fr.

TH. RIBOT

L'hérédité psychologique. 1 vol. in-8, 2e édition. 7 fr. 50
La psychologie anglaise contemporaine. 1 vol., 3e éd. 7 fr. 50
La psychologie allemande contemporaine. 1 vol., 2e éd. 7 fr. 50

ALF. FOUILLÉE

La liberté et le déterminisme. 1 vol. in-8, 2e édit. 7 fr. 50
Critique des systèmes de morale contemporains. 1 vol. in-8. 1883. 7 fr. 50

DE LAVELEYE

De la propriété et de ses formes primitives. 1 vol. in-8. 7 fr. 50

BAIN (ALEX.)

La logique inductive et déductive. 2 vol. in-8, 2e édit. 20 fr.
Les sens et l'intelligence. 1 vol. in-8. 10 fr.
L'esprit et le corps. 1 vol. in-8, 4e édit. 6 fr.
La science de l'éducation. 1 vol. in-8, 4e édit. 6 fr.
Les émotions et la volonté. 1 fort vol. 10 fr.

MATTHEW ARNOLD

La crise religieuse. 1 vol. in-8. 7 fr. 50

BARDOUX

Les légistes, leur influence sur la société française. 1 vol. 5 fr.

ESPINAS (ALF.)

Des sociétés animales. 1 vol. in-8, 2e édition. 7 fr. 50

FLINT

La philosophie de l'histoire en France. 1 vol. in-8. 7 fr. 50
La philosophie de l'histoire en Allemagne. 1 vol. in-8. 7 fr. 50

LIARD

La science positive et la métaphysique. 1 vol. in-8. 7 fr. 50
Descartes. 1 vol. in-8. 5 fr.

GUYAU

La morale anglaise contemporaine. 1 vol. in-8, 2e éd. 7 fr 50
Les problèmes de l'esthétique contemporaine. 1 vol. in-8. 5 fr.
Esquisse d'une morale sans obligation ni sanction. 1 vol. in-8. 5 fr.

HUXLEY

Hume, sa vie, sa philosophie. 1 vol. in-8. 5 fr.

E. NAVILLE

La physique moderne. 1 vol. in-18. 5 fr.
La logique de l'hypothèse. 1 vol. in-8 5 fr.

ET. VACHEROT

Essais de philosophie critique. 1 vol. in-8. 7 fr. 50
La religion. 1 vol. in-8. 7 fr. 50

MARION

La solidarité morale. 1 vol. in-8, 2e édit. 5 fr.

SCHOPENHAUER

Aphorismes sur la sagesse dans la vie. 1 vol. in-8. 5 fr.
De la quadruple racine du principe de la raison suffisante. 1 vol. in-8 5 fr.

BERTRAND (A.)

L'aperception du corps humain par la conscience. 1 v. in-8. 5 fr.

JAMES SULLY

Le pessimisme. 1 vol. in-8. 7 fr. 50

BUCHNER

Science et nature. 1 vol. in-8, 2e édition. 7 fr. 50

EGGER (V.)

La parole intérieure. 1 vol. in-8. 5 fr.

LOUIS FERRI

La psychologie de l'association, depuis Hobbes jusqu'à nos jours. 1 vol. in-8. 7 fr. 50

MAUDSLEY

La pathologie de l'esprit. 1 vol. in-8. 10 fr.

SÉAILLES

Essai sur le génie dans l'art. 1 vol. in-8. 5 fr.

CH. RICHET

L'homme et l'intelligence. 1 vol in-8. 10 fr.

PREYER

Éléments de physiologie. 1 vol. in-8. 5 fr.

WUNDT

Éléments de psychologie physiologique. 2 vol. in-8. 20 fr.

E. BEAUSSIRE

Les principes de la morale. 1 vol. in-8. 5 fr.

Coulommiers. — Imp. P. Brodard et Gallois.

FÉLIX ALCAN, ÉDITEUR

RÉCENTES PUBLICATIONS

XENFELD et HUCHARD. **Traité des névroses.** 2e édition, augmentée de 700 pag Henri HUCHARD, médecin des hôpitaux. 1 fort vol. in 8.

ARTELS. **Les maladies des reins,** traduit de l'allemand par le docteur EDELMANN préface et notes de M. le professeur LÉPINE. 1 vol. in-8 avec fig. 1884.,

OUCHARDAT. **De la glycosurie ou diabète sucré,** son traitement hygiénique, 2e édition. 1 vol. grand in-8, suivi de notes et documents sur la nature et le traitem la goutte, la gravelle urique, sur l'oligurie, le diabète insipide avec excès d'urée, l'hip la pimélorrhée, etc.

OUCHARDAT. **Traité d'hygiène publique et privée,** basée sur l'étiologie. 1 fort vol. in-8. 2e édition, 1883.

OUCHARDAT **Annuaire de thérapeutique, de matière médicale et de pharmacie** 1885, contenant le résumé des travaux thérapeutiques et hygiéniques, publiés p l'année 1884; et les formules des médicaments nouveaux, suivi d'une notice sur le c asiatique et d'un mémoire sur l'atténuation des virus. 1 vol. gr. in-32. 45e année. 1

OUCHARDAT. **Nouveau Formulaire magistral,** 1884. 25e édition *collationnée avec l veau Codex, revue et augmentée de formules nouvelles et d'une note sur l'alimentatio le diabète sucré.* 1 vol. in-18. 3

Cartonné à l'anglaise, 4 fr. — Relié. 4

OUCHUT et DESPRÉS. **Dictionnaire de médecine et de thérapeutique médicale e rurgicale,** comprenant le résumé de la médecine et de la chirurgie, les indications peutiques de chaque maladie, la médecine opératoire, les accouchements, l'ocul l'odontotechnie, les maladies d'oreille, l'électrisation, la matière médicale, les eaux rales, et un formulaire spé... l pour chaque maladie. 4e édition, 1883, très augm 1 vol. in-4 avec 918 figures dans le texte et 3 cartes.

Broché. 25 fr. — Cartonné. 27 fr. 50. — Relié.

URDON-SANDERSON, FOSTER et LAUDER-BRUNTON. **Manuel du laboratoire d siologie,** traduit de l'anglais par M. MOQUIN-TANDON. 1 vol. in-8, avec 184 figure le texte, 1884.

ORNIL et RANVIER. **Manuel d'histologie pathologique.** 2e édition. 2 vol. gr. in-577 fig. dans le texte.

ORNIL et BABES. **Les bactéries et leur rôle dans l'anatomie et l'histologie path ques des maladies infectieuses.** 1 vol. gr. in-8 avec 156 fig. dans le texte et accom d'un atlas de 27 planches en chromolithographie, 1885.

ORNIL et BRAULT. **Études sur la pathologie du rein.** 1 vol. in-8, avec 16 planche texte, 1884.

URAND-FARDEL. **Traité des eaux minérales** de la France et de l'étranger, et d emploi dans les maladies chroniques. 3e édition, 1883. 1 vol. in-8.

ALÉSOWSKI. **Des cataractes et de leur traitement,** 1er fascicule. 1 vol. in-8 3

ARNIER. **Dictionnaire annuel des progrès des sciences et institutions médicales** et complément de tous les dictionnaires. 1 vol. in-12 de 500 pages. 20e année, 1884.

UNZE. **Manuel de médecine pratique,** traduit de l'allemand par M. KNOERI, 1883. in-18. 4

ÉLATON. **Éléments de pathologie chirurgicale,** *seconde édition complètement ren* par les Drs JAMAIN, PÉAN, DESPRÉS, GILLETTE et HORTELOUP. TOME SIXIÈME revu p Drs DESPRÉS, GILLETTE et HORTELOUP. *Affections des organes génito-urinaires de l'h affections des organes génito-urinaires de la femme, affections des membres.* 1 fort v in-8 avec fig. dans le texte, 1884.

L'ouvrage complet en 6 volumes gr. in-8, avec 795 pages dans le texte.

Chaque volume se vend séparément.

REYER. **Éléments de physiologie g[illegible]rale,** traduit de l'allemand par M. Jules S 1 vol. in-8, 1884.

ILLIET et BARTHEZ. **Traité [illegible]ique [illegible] pratique des maladies des enfants.** 3e é refondue et augmentée par E. BARTHEZ et A. SANNÉ. Tome 1er. 1 fort vol. gran 1884.

TERRIER. **Éléments de pathologie chirurgicale générale.** 1er fascicule : *Lésions matiques et leurs complications,* 1884. Le 2e fascicule terminant l'ouvrage paraîtra d

www.ingramcontent.com/pod-product-compliance
Ingram Content Group UK Ltd.
Pitfield, Milton Keynes, MK11 3LW, UK
UKHW020209250726
13967UKWH00003B/1364